中医四小经典
全|本|全|译|全|注

药性歌括四百味

❧ 全本全译全注 ❧

吴少祯 ◎ **译注**

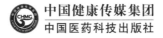

中国健康传媒集团
中国医药科技出版社

内容提要

　　《药性歌括四百味》是一本学习中医的启蒙读物，系明代医家龚廷贤所著。此书以四言韵语之文体，介绍了四百味常用中药的性味和功能主治。内容简明扼要，押韵和谐，读之朗朗上口，便于记诵。本书在忠实著作原文的基础上，对原文进行注音、注释和白话解，其中白话解通俗易懂，在词义、句式、词序上与经文相互对应；对于文中出现的冷僻费解或具有特定含义的字词、术语等内容，添加了注音和注释。此外，本书采用了原文和白话解左右对应的排版形式，便于读者更直观地阅读学习。本书是《药性歌括四百味》的通俗性读本，适合中医药院校学生、中医药从业者及广大中医药爱好者阅读。

图书在版编目（CIP）数据

　　药性歌括四百味全本全译全注/吴少祯译注 .-- 北京：中国医药科技出版社，2021.8

　　（中医四小经典全本全译全注）

　　ISBN 978-7-5214-2506-2

　　Ⅰ.①药…　Ⅱ.①吴…　Ⅲ.①中药性味—方歌—译文—中国—明代　②中药性味—方歌—注释—中国—明代　Ⅳ.①R285.1

　　中国版本图书馆CIP数据核字（2021）第101765号

美术编辑　陈君杞

版式设计　友全图文

出版　**中国健康传媒集团** | 中国医药科技出版社

地址　北京市海淀区文慧园北路甲22号

邮编　100082

电话　发行：010-62227427　邮购：010-62236938

网址　www.cmstp.com

规格　787×1092mm ¹/₁₆

印张　9 ¹/₂

字数　184千字

版次　2021年8月第1版

印次　2024年 2月第3次印刷

印刷　大厂回族自治县彩虹印刷有限公司

经销　全国各地新华书店

书号　ISBN 978-7-5214-2506-2

定价　**35.00元**

获取新书信息、投稿、为图书纠错，请扫码联系我们。

出版者的话

中医学是中国优秀文化的重要组成部分,传承发展中医药事业是适应时代发展要求的历史使命。中医古籍经典是中医药学发展的根基,中医临床则是其长久发展的核心力量。传承中医,要从读经典入手,文以载道,"自古医家出经典",中医传统思维尽在于医籍,因此经典要读。

《汤头歌诀》《医学三字经》《药性歌括四百味》《濒湖脉学》并称为中医学四小经典著作,几千年来在中医界有着崇高的地位,是后世所有医书所不能取代的,备受历代医家重视,也是现今中医学者必读的经典著作。

由于经典著作成书较早,文字古奥,语句艰深,为了让现代读者更好地古为今用、理解其核心要义,我社组织出版了"中医四小经典全本全译全注"丛书。本套丛书分为《汤头歌诀全本全译全注》《医学三字经全本全译全注》《药性歌括四百味全本全译全注》《濒湖脉学全本全译全注》4个分册。各分册主要包括原文、白话解、注音、注释等内容。其中原文选择公认的善本为蓝本;白话解通俗易懂,在词义、句式、词序上与经文相互对应;对于文中出现的冷僻费解或具有特定含义的字词、术语等内容,进行了必要的注音和注释。此外,为方便读者诵读学习,特将本套丛书设计为原文和白话解左右对应的排版形式,行格舒朗,层次分明。

本次整理,力求原文准确,遴选精善底本,若底本与校本有文字存疑之处,择善而从。整理原则如下。

(1)全书采用简体横排,加用标点符号。底本中的繁体字、异体字径改为规范简体字,古字以今字律齐。凡古籍中所见"右药""右件"等字样中,"右"均改为"上"。

(2)凡底本、校本中有明显的错字、讹字,经校勘无误后予以径改,不再出注。

(3)古籍中出现的中医专用名词术语规范为现通用名。如"藏府"改为"脏腑","旋复花"改为"旋覆花"等。

(4)凡方药中涉及国家禁猎及保护动物(如虎骨、羚羊角等)之处,为保持古籍原貌，未予改动。但在临床应用时，应使用相关代用品。

希望本丛书的出版，能够为诵读医籍经典、切于临床实用提供强有力的支持，为培养中医临床人才贡献一份力量。在此过程中，由于编者的知识和水平有限，疏漏之处在所难免，敬请广大读者提出宝贵意见，以便今后修订改进。

中国医药科技出版社

2021年5月

前　言

《药性歌括四百味》系明代医家龚廷贤所著，载于《寿世保元》甲集一卷之末。此书以四言韵语之文体，介绍了四百味常用中药的性味和功能主治。该歌括文字精炼，简明扼要，且读之朗朗上口，便于初学者诵读记忆，是一本学习中医的启蒙佳作。

龚廷贤（1522—1619年），古代医家名，字子才，号云林山人，又号悟真子。江西金溪人。其父龚信，字瑞芝，号西园，曾任职太医院，著有《古今医鉴》16卷，经廷贤整理刻行于世。廷贤幼攻举业，后随父学医。他承家学，又访贤求师，医名日隆。曾任太医院吏目。1593年，治愈鲁王张妃臌胀，被赞为"天下医之魁首"，并赠以"医林状元"匾额。龚廷贤著有《种杏仙方》4卷、《万病回春》8卷、《复明眼方外科神验全书》6卷、《寿世保元》10卷等。

为了更好地古为今用，本书在忠实著作原文的基础上，对原文进行注音、注释和白话解，其中原文以龚廷贤原文为蓝本；白话解采用意译和直译相结合的方式，语言通俗易懂，在词义、句式、词序上与经文相互对应；对于文中出现的冷僻费解或具有特定含义的字词、术语等内容，添加了注音和注释，以帮助读者理解其核心要义。此外，本书采用了原文和白话解左右对应的排版形式，便于读者更直观地阅读学习。

由于《药性歌括四百味》成书久远，加之当年由于龚廷贤疏于校对，以致同一药物重复出现者不乏其例。如"乌梅酸温，收敛肺气，止渴生津，能安泻痢""乌梅味酸，除烦解渴，霍疟下痢，止嗽劳热""桑上寄生，风湿腰痛，安胎止崩，疮疡亦用""寄生甘苦，腰痛顽麻，续筋坚骨，风湿尤佳"。本书已对这两种药物进行了删减。

另外，由于历史条件的限制，某些载于《药性歌括四百味》中的药物的阐述已不能适应飞速发展的时代。如"蜈蚣味辛，蛇虺恶毒，止痉除邪，堕胎逐瘀""艾叶温平，驱邪逐鬼，漏血安胎，心痛即安""白薇大寒，疗风治疟，人事不知，鬼邪堪却""预知子贵，缀衣领中，遇毒声作，诛蛊杀虫"。此次整理，为了尊重古籍原文没有删改。

除此之外，有的药今天已不再使用，如"磁石味咸，专杀铁毒，若误吞针，系线即出"，前人曾说可用磁石来吸出误吞的金属针，但这种方法实际上是办不到的，目前已无人使用。此次整理，为了尊重古籍原文也未进行删改。

本书旨在忠实著作原义的基础上，对歌诀作适当的翻译以及注释，以期帮助初学者更好地理解歌括文句，全面掌握药物的性味功用，帮助诵读与记忆。

期望本书能对中医药院校学生、中医药从业者及广大中医药爱好者学习了解中医药有所裨益。由于编者水平有限，疏漏之处在所难免，欢迎广大读者提出宝贵意见，以便今后修订改进。

编　者

2021年5月

目　录

1

人 参

人参味甘，大补元气[1]，

止渴生津，调营养卫[2]。

人参味甘，微苦，性微温，归肺、脾、心经。能够峻补人身元气，是治疗元气虚脱的第一要药；对于热性病气津两伤口渴者，有生津止渴之功；又能调补营气、充养卫气，适用于气血不足、营卫两虚者。

主治 用于体虚欲脱，肢冷脉微，脾虚食少，肺虚喘咳，津伤口渴，内热消渴，气血亏虚，久病虚羸，惊悸失眠，阳痿宫冷。

用量用法 煎服，3~9克；挽救虚脱可用15~30克。宜文火另煎分次兑服。野山参研末吞服，每次1~2克。

使用注意 不宜与藜芦、五灵脂同用。

黄 芪

黄芪（qí）性温，收汗固表，

托疮（chuāng）[3]生肌，

气虚莫少。

黄芪味甘，性微温，归脾、肺二经。功能补脾肺之气，益卫固表，治疗卫气虚弱、肌表不固所致的表虚自汗。又有外托毒邪、生肌敛疮的作用，适用于疮疡中期正虚毒盛不能托毒外出，以及溃疡后期因气血虚弱疮口难敛者，是治疗气虚不可缺少的药物。

主治 用于气虚乏力，食少便溏，中气下陷，久泻脱肛，便血崩漏，表虚自汗，气虚水肿，内热消渴，血虚萎黄，半身不遂，痹痛麻木，痈疽难溃，久溃不敛。

用量用法 煎服，9~15克，大剂量可用30~60克。蜜炙黄芪质偏润，长于补气生血。

使用注意 气血不足、中气下陷、脾肺气虚者多用蜜炙黄芪。

---

[1]元气：亦称原气，为人体的本原之气，禀受于先天，包括元阴和元阳之气，能通达全身，是推动五脏六腑功能、气血运行的动力源泉。

[2]卫：中医称血气为"荣卫"。血为荣，气为卫。

[3]疮：病名。疮疖。

白 术

白术（zhú）甘温，健脾强胃，
止泻除湿，兼祛痰痞（pǐ）[1]。

白术味甘、苦，性温，归脾、胃经。能够益气健脾、燥湿利水，用于脾虚湿盛泄泻；又可治疗脾虚中阳不振、痰饮内停所致的痞满。

主治 用于脾虚食少，腹胀泄泻，痰饮眩悸，水肿，自汗，胎动不安。

用量用法 煎服，3~15克。土炒白术可增强补脾止泻之功；麸炒白术能缓和燥性，健脾消胀。

使用注意 本品性偏温燥，热病伤津及阴虚燥渴者不宜。

茯 苓

茯苓（fú líng）味淡，渗湿
利窍[2]，白化痰涎（xián）[3]，
赤通水道。

茯苓味甘而淡，性平，归心、脾、肾经。味淡能够渗泄湿浊，通利水窍，使水湿从小便而解。茯苓有赤、白之分，白茯苓长于健脾渗湿化痰，主要用于治疗水肿、痰饮、脾虚湿泻；赤茯苓长于通利小便、宁心安神，适用于水湿内盛、小便不利，以及心脾两虚之失眠健忘。

主治 用于水肿尿少，痰饮眩悸，脾虚食少，便溏泄泻，心神不安，惊悸失眠。

用量用法 煎服，9~15克。
使用注意 虚寒精滑者忌服。

甘 草

甘草甘温，调和诸药，
炙（zhì）[4]则温中，生则泻火。

甘草味甘，性温（今通常认为性平），归心、肺、脾、胃经。配伍在方剂中有调和药性、协同诸药的作用。炙用性微温，有温中补脾之效，用于脾气虚弱证；生用性微寒，有清热泻火解毒之功，治疗热毒疮疡、咽喉肿痛、药食中毒。

主治 用于脾胃虚弱，倦怠乏力，心悸气短，咳嗽痰多，脘腹、四肢挛急疼痛，痈肿疮毒，缓解药物毒性、烈性。

用量用法 煎服，1.5~9克，调和诸药用量宜小，作为主药用量宜大，中毒抢救可用30~60克。外用适量，治疗外科疮痈诸证。蜜炙药性微温，可增强补益心脾之气和润肺止咳的作用。

使用注意 不宜与海藻、京大戟、红大戟、甘遂、芫花同用。

---

[1] 痰痞：痰气凝结所致的胸腹胀满、按之不痛的疾患。痞，指胸腹部痞满，按之不痛的病证。
[2] 窍：通，贯通。
[3] 痰涎：痰与口水，偏指痰。
[4] 炙：烤。

当 归

当归甘温，生血补心，
扶虚益损，逐瘀生新。

当归味甘、辛，性温，归肝、心、脾经。为补血之圣药，能够养心生血、补益虚损，治疗血虚亏损诸证；兼具活血之功，可逐瘀血、生新血，补血而不留滞，活血而不伤血，是妇科补血活血、调经止痛的常用药，治疗血虚血瘀所致的月经不调、痛经、经闭；温通善行，又可活血散寒止痛，用于虚寒性腹痛、风寒痹痛、跌打损伤瘀血作痛等。

主治 用于血虚萎黄，眩晕心悸，月经不调，经闭痛经，虚寒腹痛，风湿痹痛，跌仆损伤，痈疽疮疡，肠燥便秘。酒当归活血通经。用于经闭痛经，风湿痹痛，跌仆损伤。

用量用法 煎汤，6~15克。当归炭有止血作用，酒炙可增强活血通经、祛瘀止痛的功能。

使用注意 湿盛中满、大便泄泻者忌服。

白 芍

白芍（sháo）酸寒，能收能补，泻痢（lì）[1]腹痛，虚寒勿与。

白芍味苦、酸，性微寒，归肝、脾经。兼具敛阴和补血的作用，功能养血柔肝、缓急止痛，治疗肝郁乘脾所致的泄泻痢疾腹痛、胸胁脘腹疼痛，并能缓解血虚筋脉失养所致的四肢挛急疼痛。阳衰虚寒证不宜用。

主治 用于血虚萎黄，月经不调，自汗，盗汗，胁痛，腹痛，四肢挛痛，头痛眩晕。

用量用法 煎服，3~15克，大剂量15~30克。酒制白芍可去其寒性，又增通经活脉之效；醋炒白芍可增强敛血、止血之力。

使用注意 不宜与藜芦同用。

赤 芍

赤芍酸寒，能泻能散，
破血通经，产后勿犯。

赤芍味酸苦，性微寒，归肝经。兼具泻火和散瘀的作用，能够清泻肝火及血分郁热，又可活血散瘀止痛。破瘀血通经脉，产后患者不宜使用。

主治 用于热入营血，温毒发斑，吐血衄血，目赤肿痛，肝郁胁痛，经闭痛经，癥瘕腹痛，跌仆损伤，痈肿疮疡。

用量用法 煎服，6~15克。

使用注意 不宜与藜芦同用。

---

[1] 泻痢：也称泄泻，是因多种原因引起排便频繁，大便稀溏或呈水样的病症。痢，痢疾。

生 地

生地微寒，能消湿热，
骨蒸[1]烦劳，兼消破血。

生地味甘、苦，性寒，归心、肝、肾经。有清热养阴之功，能够清泻温热病之实热，又可用于骨蒸烦热劳损之虚热；凉血止血，又兼有散瘀血、破恶血的作用，用于血热迫血妄行所致的便血、尿血、崩漏下血、温病斑疹吐衄。

主治　用于热病伤阴，舌绛烦渴，温毒发斑，吐血，衄血，咽喉肿痛。

用量用法　煎服，9~30克。鲜品用量加倍，或以鲜品捣汁入药。

使用注意　脾虚湿滞、腹满便溏者不宜使用。

熟 地

熟地微温，滋肾补血，
益髓填精，乌须黑发。

熟地味甘，性微温，归肝、肾经。长于滋补肝肾之阴，填精益髓，主治肝肾阴虚所致的腰膝酸软、遗精、盗汗、耳鸣、耳聋、消渴、骨蒸潮热等症；并可乌须发，用于肾虚精亏血虚所致的须发早白；养血补虚，治疗血虚所致的眩晕、心悸、失眠、月经不调、崩漏诸证。

主治　用于血虚萎黄，心悸怔忡，月经不调，崩漏下血，肝肾阴虚，腰膝酸软，骨蒸潮热，盗汗遗精，内热消渴，眩晕，耳鸣，须发早白。

用量用法　煎服，9~30克。熟地黄炭能止血，适用于崩漏等血虚出血证。

使用注意　因性质黏腻，较生地黄更甚，有碍消化，凡气滞痰多、脘腹胀痛、食少便溏者忌服。

麦门冬

麦门甘寒，解渴祛烦，
补心清肺，虚热自安。

麦冬又名麦门冬，味甘、微苦，性微寒，归胃、肺、心经。功能滋胃阴、清胃热，兼能生津止渴，治疗胃阴虚有热所致的胃脘疼痛、口渴、饥不欲食、气逆呕吐；养心阴、清心热，并能除烦安神，治疗心阴虚有热所致的心烦、失眠多梦、健忘、心悸怔忡；滋肺阴、清肺热，服之肺阴虚有热所致的干咳痰少、咳血、咽痛音哑、鼻燥咽干等症可得安宁。

主治　用于肺燥干咳，阴虚痨嗽，喉痹咽痛，津伤口渴，内热消渴，心烦失眠，肠燥便秘。

用量用法　煎服，6~15克。

使用注意　虚寒泄泻、湿浊中阻、风寒或寒痰咳喘者均禁服。

---

[1] 骨蒸：形容发热似自骨髓蒸发而出，多由阴虚内热所致。

天门冬

天门甘寒，肺痿（wěi）[1]
肺痈（yōng）[2]，消痰止嗽，
喘热有功。

天冬又名天门冬，味甘、苦，性寒，归肺、肾、胃经。既有补益之力，用于治疗气阴两虚的肺痿证，又有清泻之功，用于治疗热毒壅肺的肺痈证；对于阴虚肺燥者有止咳祛痰的作用；又可治疗肺热气喘。

主治 用于肺燥干咳，顿咳痰黏，腰膝酸痛，骨蒸潮热，内热消渴，热病津伤，咽干口渴，肠燥便秘。

用量用法 煎服，6~12克。

使用注意 虚寒泄泻及外感风寒致嗽者兼忌用。

黄　连

黄连味苦，泻心除痞，
清热明眸（móu），厚肠[3]
止痢。

黄连味苦，性寒，归心、脾、胃、胆、大肠经。功能清泻心经实火，治疗心火炽盛所致的烦躁不寐；清热燥湿，尤其长于清中焦湿热，治疗湿热中阻、气机不畅所致的脘腹痞满；明目泻火解毒，治疗实热之目赤视物不清及痈疮疔疖；善去大肠湿热，为泻痢要药，治疗湿热泻痢、腹痛里急后重。

主治 用于湿热痞满，呕吐吞酸，泻痢，黄疸，高热神昏，心火亢盛，心烦不寐，心悸不宁，血热吐衄，目赤，牙痛，消渴，痈肿疔疮；外治湿疹，湿疮，耳道流脓。

用量用法 煎服，3~6克。外用适量，浸汁外涂或制膏用，治疗皮肤湿疹、湿疮等外科疾患。

使用注意 因大苦大寒，过服久服易伤脾胃，脾胃虚寒者忌用；苦燥易伤阴津，阴虚津伤者慎用。

---

[1]肺痿：中医病名，是指肺叶痿弱不用，临床以咳吐浊唾涎沫为症状，为肺脏的慢性虚损性疾患。本病为多种慢性肺系疾病后期发展而成。痿，身体的某一部分萎缩或失去机能。

[2]肺痈：是指由于热毒瘀结于肺，以致肺叶生疮，肉败血腐，形成脓疡，以发热，咳嗽，胸痛，咯吐腥臭浊痰，甚则咯吐脓血痰为主要临床表现的一种病证。

[3]厚肠：保护肠、益肠。

黄 芩

黄芩（qín）苦寒，枯[1]泻肺火，子[2]清大肠，湿热皆可。

黄芩味苦，性寒，归肺、胆、脾、胃、大肠、小肠经。枯芩长于清泻肺火，治疗肺热壅盛、咳嗽痰稠；子芩长于清泻大肠湿热，治疗泄泻、痢疾。湿热证均可应用此药。

主治 用于湿温、暑湿，胸闷呕恶，湿热痞满，泻痢，黄疸，肺热咳嗽，高热烦渴，血热吐衄，痈肿疮毒，胎动不安。

用量用法 煎服，3~12克。炒黄芩可以安胎，酒炙黄芩善治上焦湿热，黄芩炭可止血。

使用注意 因苦寒伤胃，脾胃虚寒者不宜使用。

黄 柏

黄柏（bò）苦寒，降火滋阴，骨蒸湿热，下血堪任。

黄柏味苦，性寒，归肾、膀胱、大肠经。能够清降火热，泻相火而保阴液，治疗阴虚火旺之骨蒸潮热；善于清热燥湿，用于湿热蕴结大肠所致的血痢、便血。

主治 用于湿热泻痢，黄疸尿赤，带下阴痒，热淋涩痛，脚气痿躄，骨蒸劳热，盗汗，遗精，疮疡肿毒，湿疹湿疮。

用量用法 煎服，3~12克。外用适量，为末外撒或调涂。盐水炒黄柏用于泻相火、退虚热。

使用注意 因苦寒伤胃，脾胃虚寒者忌用。

栀 子

栀（zhì）子性寒，解郁除烦，吐衄（nù）[3]胃热，火降小便。

栀子味苦，性寒，归心、肺、三焦经。能够清泻心火而除烦躁、解郁热；清泻胃火治疗热蕴中焦所致的胃部热痛；并可治疗火热迫血妄行的吐血衄血，使热邪下行，从小便而出。

主治 用于热病心烦，湿热黄疸，淋证涩痛，血热吐衄，目赤肿痛，火毒疮疡；外治扭挫伤痛。

用量用法 煎服，6~9克，亦可外用。

使用注意 因苦寒伤胃，脾虚便溏者不宜用。外用时生品适量，研末调敷。

---

[1] 枯：黄芩分枯芩和子芩。枯芩为生长年久的宿根，中空而枯。

[2] 子：子芩，为生长年少的子根，体实而坚。

[3] 衄：鼻孔出血。

连 翘

连翘苦寒，能消痈毒，
气聚血凝，湿热堪通。

连翘味苦，性微寒，归肺、心、小肠经。能够清热解毒、消肿散结，善治热毒壅结、气血凝滞之痈肿疮毒，配伍后适用于痈疮初起、成脓、溃后的各个时期，有"疮家圣药"之称。并能清心、肺之火，散上焦风热，治疗风热外感；透发清解温热之邪，适当配伍可用于温病初起、热入心包、热入营血的不同阶段。并可清心利尿通淋，用于小便热淋涩痛，使湿热之邪从下而解。

主治 用于痈疽，瘰疬，乳痈，丹毒，风热感冒，温病初起，温热入营，高热烦渴，神昏发斑，热淋涩痛。

用量用法 煎服，6~15克。

使用注意 脾胃虚寒及气虚脓清者不宜用。

石 膏

石膏大寒，能泻胃火，
发渴头痛，解肌立妥。

石膏味甘、辛，性大寒，归肺、胃经。善清泻胃中火热，治疗胃火上攻之牙龈肿痛、头痛、消渴；清泻肺卫，主治温病气分热盛之大渴、壮热、大汗、脉洪大，以及气血两燔之壮热、神昏、发斑；可透解肌表之热，收效快捷。

主治 用于外感热病，高热烦渴，肺热喘咳，胃火亢盛，头痛，牙痛。

用量用法 生石膏煎服，15~60克，宜打碎先煎。煅石膏外用。

使用注意 脾胃虚寒及阴虚内热者忌用。

滑 石

滑石沉寒，滑能利窍，
解渴除烦，湿热可疗。

滑石味甘、淡，性微寒，归膀胱、胃经。性滑能够通利关窍，长于通利小便，是治疗膀胱湿热、小便淋涩的要药；清暑利湿，使暑湿之邪下行，从小便而解。又可缓解口渴、解除烦躁，长于治疗湿热诸证。

主治 用于热淋，石淋，尿热涩痛，暑湿烦渴，湿热水泻；外治湿疹，湿疮，痱子。

用量用法 煎服，10~20克，宜包煎。外用适量，有清热收湿敛疮的作用，治疗湿疮、湿疹、痱子等皮肤疾患。

使用注意 脾虚、热病伤津者及孕妇忌用。

贝 母

贝母微寒，止嗽化痰，
肺痈肺痿，开郁除烦。

贝母味苦、甘，性微寒，归肺、心经。既能清肺化热痰，又可润肺止燥咳，达到止咳化痰的效果，对热毒壅盛的肺痈、肺热咳吐黄痰，以及气阴两伤的肺痿、阴虚久咳均有较好疗效。又有清化郁热，开郁结、除烦热的功能，用于痰火郁结之瘰疬，及热毒壅结之乳痈、肺痈。

主治 贝母通常分为川贝母和浙贝母。川贝母主要用于肺热燥咳，干咳少痰，阴虚劳嗽，痰中带血，瘰疬，乳痈，肺痈。浙贝母主要用于风热咳嗽，痰火咳嗽，肺痈，乳痈，瘰疬，疮毒。

用量用法 煎服，3~9克。川贝母可研末服，每次1~2克。

使用注意 不宜与川乌、制川乌、草乌、制草乌、附子同用。

大 黄

大黄苦寒，实热积聚，
蠲（juān）[1] 痰润燥，疏
通便闭。

大黄味苦，性寒，归脾、胃、大肠、肝、心包经。能够峻下实热，是治疗热结之要药；又可攻逐水饮痰浊；疏通腑道，治疗大便闭结不通症。

主治 用于实热积滞便秘，血热吐衄，目赤咽肿，痈肿疔疮，肠痈腹痛，瘀血经闭，产后瘀阻，跌打损伤，湿热痢疾，黄疸尿赤，淋证，水肿；外治烧烫伤。

用量用法 煎服，6~15克。生大黄泻下力强，入汤剂应后下，或用开水泡服，久煎则泻下力减弱；酒大黄泻下力较弱，活血祛瘀作用较好；大黄炭有止血作用。

使用注意 孕妇及月经期、哺乳期慎用。

柴 胡

柴胡味苦，能泻肝火，
寒热往来[2]，疟（nüè）
疾均可。

柴胡味苦、辛，性微寒，归肝、胆经。能够清泻肝经火热、疏散肝胆郁热，长于治疗邪在半表半里的寒热往来、胸胁苦满、口苦咽干、目眩等证，是治疗伤寒邪在少阳之要药。又有退热截疟之功，是治疗疟疾寒热的常用药。

主治 用于感冒发热，寒热往来，胸胁胀痛，月经不调，子宫脱垂，脱肛。

用量用法 煎服，3~9克。醋炙柴胡疏肝解郁功能较强，鳖血炒用可退虚热。

使用注意 大叶柴胡的干燥根茎，表面密生环节，有毒，不可当柴胡用。

---

[1] 蠲：音捐，除去的意思。

[2] 寒热往来：病证名，忽寒忽热，寒与热交替往来，一天发作数次。

前　胡

前胡微寒，宁嗽化痰，
寒热头痛，痞闷能安。

前胡味苦、辛，性微寒，归肺经。能够降气止咳、清化热痰，适用于痰热壅肺所致的咳喘胸满、咯痰黄稠；又有疏散风热之功，治疗外感风热所致的头痛、身热、咳嗽；理气降气，还可用于胸膈痞满胀闷。

主治　用于痰热喘满，咯痰黄稠，风热咳嗽痰多。

用量用法　煎服，6~9克。

使用注意　气血不足者慎用。

升　麻

升麻性寒，清胃解毒，
升提下陷，牙痛可逐[1]。

升麻味辛、微甘，性微寒，归肺、脾、胃、大肠经。功能清热解毒，治疗风热疫毒上攻之大头瘟、咽喉肿痛、痄腮、温毒发斑，尤其长于清解阳明热毒，治疗胃火炽盛所致的牙痛、齿龈肿痛、口舌生疮、咽喉肿痛等证；升阳举陷，升提清阳之气，治疗气虚下陷所致的脘腹重坠作胀、久泻脱肛、子宫下垂、肾下垂、月经量多或崩漏诸证。

主治　用于风热头痛，齿痛，口疮，咽喉肿痛，麻疹不透，阳毒发斑，脱肛，子宫脱垂。

用量用法　煎服，3~9克。发表透疹、清热解毒宜生用，升阳举陷宜炙用。

使用注意　麻疹已透，以及阴虚火旺、肝阳上亢、上盛下虚者，均当忌用。

桔　梗

桔梗（jié gěng）味苦，疗咽肿痛，载药上升，开胸利壅（yōng）[2]。

桔梗味苦、辛，性平，归肺经。功能宣肺利咽，是治疗咽喉肿痛的要药；并有载药上行的作用，对于上部病变，可引导诸药上行而达病所，作为引经药；宣通胸中气机，通利痰邪壅阻，用于胸闷不畅者。

主治　用于咳嗽痰多，胸闷不畅，咽痛音哑，肺痈吐脓。

用量用法　煎服，3~9克。

使用注意　因性升散，凡气机上逆、呕吐、呛咳、眩晕、阴虚火旺咳血者不宜用。

----

[1] 逐：赶走。

[2] 壅：堵塞。

紫 苏

紫苏叶辛，风寒发表，

梗下诸气，消除胀满[1]。

紫苏叶味辛，性温，归肺、脾经。能够发汗解表散寒，力量较为缓和，用于治疗风寒轻证，或与其他解表药配伍而用；苏梗味辛、甘，性微温，归肺、脾、胃经，长于降气顺气，能够消除胸腹气滞胀满，并有顺气安胎的作用。

主治 紫苏叶用于风寒感冒，咳嗽呕恶，妊娠呕吐，鱼蟹中毒。

用量用法 煎服，6~9克，不宜久煎。

使用注意 阴虚喘咳及脾虚便溏者慎用。

麻 黄

麻黄味辛，解表出汗，

身热头痛，风寒发散。

麻黄味辛、微苦，性温，归肺、膀胱经。善于发汗解表散寒，发散在表之寒邪，主治外感风寒所致的头痛身热诸证。

主治 用于风寒感冒，胸闷喘咳，风水浮肿。

用量用法 煎服，3~9克。蜜炙麻黄可减弱发汗力量，多用于止咳平喘。

使用注意 表虚自汗、阴虚盗汗及肺肾虚喘者慎用。麻黄碱有兴奋中枢的作用，高血压、心衰患者禁用，运动员、失眠者慎用。

葛 根

葛根味苦，祛风发散，

温疟[2]往来，止渴解酒。

葛根味苦（今通常认为味甘、辛），性凉，归脾、胃经。能够疏散风邪、发汗解表、解肌退热，外感风寒、外感风热均可配伍使用，尤其长于缓解外邪郁阻、经气不利所致的项背强急、颈痛不舒，并可治疗先热后寒、往来不止的温疟；又能清热生津止渴、解散酒毒。

主治 用于外感发热头痛，项背强痛，口渴，消渴，麻疹不透，热痢，泄泻，眩晕头痛，中风偏瘫，胸痹心痛，酒毒伤中。

用量用法 煎服，9~15克。煨葛根长于升阳止泻。

使用注意 解肌退热、透疹、生津宜生用，升阳止泻宜煨用。

---

[1]胀满：中医病名，是饱满发胀之意。

[2]温疟：疟证的一种。先伤于风，后伤于寒，先热而后寒，寒热往来，交替而作。

薄 荷

薄荷味辛，最清头目，

祛风化痰，骨蒸宜服。

薄荷味辛，性凉，归肺、肝经。气味芳香，质轻升浮，善通上窍，最能清利头目，长于治疗头痛、目赤、牙痛、咽喉肿痛等风热上攻诸证；疏风散热，是辛凉解表药中宣散表邪力量较强的，且有一定的发汗作用，是治疗外感风热以及温病初起、邪在卫分的常用药；味辛能通，可化痰结，能吐热痰治疗痰证失音，祛风痰用于伤风咳嗽。炒炭可用于骨蒸劳热。

主治 用于风热感冒，风温初起，头痛，目赤，喉痹，口疮，风疹，麻疹，胸胁胀闷。

用量用法 煎服，3~6克，后下。

使用注意 体虚多汗、阴虚血燥者慎用。

防 风

防风甘温，能除头晕，

骨节痹（bì）[1]疼，诸风口噤（jìn）[2]。

防风味辛、甘，性微温，归膀胱、肝、脾经。长于祛风，能够消除风证头晕；除辛温祛风外，还可以胜湿止痛，为痹证骨节疼痛的常用药；息风止痉，治疗内风妄动引起的牙关紧闭、头项强直、四肢抽搐等证。

主治 用于感冒头痛，风湿痹痛，风疹瘙痒，破伤风。

用量用法 煎服，3~9克。

使用注意 阴血亏虚、热病动风者慎用或忌用。

荆 芥

荆芥（jīng jiè）味辛，能清头目，表汗祛风，治疮消瘀。

荆芥味辛，性微温，归肺、肝经。能够祛风邪而利头目，发汗解表，适用于外感轻证，或与其他解表药配伍，应用于风寒、风热感冒。又能透疹消疮、宣通瘀结，治疗疮疡初起兼有表证者。

主治 用于感冒，头痛，麻疹，风疹，疮疡初起。

用量用法 煎服，3~9克，不宜久煎。荆芥穗发汗祛风力更强；荆芥炭长于止血。

使用注意 不宜久煎。发表透疹消疮宜生用；止血宜炒炭用；荆芥穗长于祛风。

---

[1]痹：指肢体疼痛或麻木为症状的一种疾病，多由受了风寒、湿等所引起。

[2]口噤：指牙关紧急、口不能张开的症状。可因内有积热、外中风邪、痰凝气滞、瘀阻经络所致，见于中风、痉病、惊厥等疾患。

细 辛

细辛辛温，少阴头痛，
利窍通关，风湿皆用。

细辛味辛，性温，归肺、肾、心经。功能解表散寒、祛风止痛，走窜力强，既能入肺经散在表之风寒，治疗外感头身疼痛；又能入肾经除在里之寒邪，治疗少阴头痛、手足不温。芳香透达，通利九窍，上达巅顶，治疗风寒性的头痛、牙痛，通鼻窍而治鼻塞、鼻渊，研末吹鼻可醒神开窍用于神志昏迷的急救。还能搜剔筋骨间的风湿而蠲痹止痛，治疗风湿痹痛、腰膝冷痛。

主治 用于风寒感冒，头痛，牙痛，鼻塞流涕，鼻衄，鼻渊，风湿痹痛，痰饮喘咳。

用量用法 煎服，1~3克，散剂每次服0.5~1克。

使用注意 不宜与藜芦同用。

羌 活

羌活微温，祛风除湿，
身痛头痛，舒筋活络。

羌活味辛、苦，性温，归膀胱、肾经。气味雄烈，能够祛风胜湿、散寒止痛，又有较强的解表作用，在外常用于风寒束表、一身尽痛，以及外感风寒夹湿或风湿在表所致的头颈强痛、肢体酸痛；又能温经通脉、舒筋活络，有较强的祛风湿、止痹痛的作用，在内常用于风寒湿痹、筋骨疼痛，更以消除头项、肩背之痛见长，因此上半身的风寒痹证，肩背疼痛者尤为多用。

主治 用于风寒感冒，头痛项强，风湿痹痛，肩背酸痛。

用量用法 煎服，3~9克。

使用注意 阴虚血热者慎用。用量过多易致呕吐，脾胃虚弱者不宜服。

独 活

独活甘苦，颈项难舒，
两足湿痹，诸风能除。

独活味甘、苦(今通常认为味辛、苦)，性微温，归肾、膀胱经。功能祛风散寒除湿，在外可用于外感风寒挟湿所致的头痛头重、颈项强痛、一身尽痛，常与羌活相配伍；在内是治疗风湿痹痛的主药，尤以腰膝、腿足关节疼痛属下部寒湿者为宜，可治疗风湿引起的腿足痹痛，祛除各种风证。

主治 用于风寒湿痹，腰膝疼痛，少阴伏风头痛，风寒挟湿头痛。

用量用法 煎服，3~9克。

使用注意 阴虚及血燥者慎用。

知 母

知母味苦，热渴能除，
骨蒸有汗，痰咳皆舒。

知母味苦、甘，性寒，归肺、胃、肾经。能够清热泻火、润燥生津，解除高热口渴；滋肾阴、泻虚火，治疗阴虚火旺之骨蒸盗汗；泻肺热、润肺燥，使肺热痰嗽得到缓解。

主治　用于外感热病，高热烦渴，肺热燥咳，骨蒸潮热，内热消渴，肠燥便秘。

用量用法　煎服，6~12克。

使用注意　因性寒质润，有滑肠作用，故脾虚便溏者不宜用。

白 芷

白芷（zhǐ）辛温，阳明头痛，
风热瘙（sào）痒[1]，排脓通用。

白芷味辛，性温，归肺、胃、大肠经。功能散寒止痛，善入足阳明胃经，是治疗外邪侵犯阳明经引起的前额眉棱骨疼痛以及牙龈肿痛的要药；又能祛风止痒，治疗皮肤风热瘙痒；散结消肿、止痛排脓，在疮疡肿毒的各个时期，如初期、脓成未溃期、脓溃期均可使用，是治疗痈疽疮毒、乳痈肿痛的常用药。

主治　用于感冒头痛，眉棱骨痛，鼻塞流涕，鼻衄，鼻渊，牙痛，带下，疮疡肿痛。

用量用法　煎服，3~9克。又可外用。

使用注意　阴虚血热者忌用。

藁 本

藁（gǎo）本气温，除头巅（diān）顶，寒湿可祛，风邪可屏（bǐng）[2]。

藁本味辛，性温，归膀胱经。功能祛风散寒、除湿止痛，长于发散太阳经风寒湿邪，并有较好的止痛作用，是治疗太阳风寒、巅顶头痛的要药；又善于祛风散寒除湿，治疗风寒湿痹、关节疼痛及风邪为患者。

主治　用于风寒感冒，巅顶疼痛，风湿痹痛。

用量用法　煎服，3~9克。

使用注意　阴虚血亏、肝阳上亢、火热内盛之头痛者慎用。

---

[1] 瘙痒：发痒。瘙，古代指疥疮。

[2] 屏：音丙，通摒，摒除之意。

香 附

香附味甘，快^[1]气开郁，
止痛调经，更消宿食^[2]。

香附味辛、微苦、微甘，性平，归肝、脾、三焦经。功能理气止痛，是疏肝行气解郁之要药，治疗肝气郁结、胁肋疼痛诸证；又长于疏肝调经止痛，治疗妇科月经不调、痛经、乳房胀痛等证，有"女科之主帅"的称谓；还能舒脾气而治疗脾胃气滞、宿食不消、腹痛纳呆等证。

主治 用于肝郁气滞，胸胁胀痛，疝气疼痛，乳房胀痛，脾胃气滞，脘腹痞闷，胀满疼痛，月经不调，经闭痛经。

用量用法 煎服，6~9克。醋炙香附止痛功能增强。

使用注意 凡气虚无滞、阴虚血热者忌服。

乌 药

乌药辛温，心腹胀痛，
小便滑数，顺气通用。

乌药味辛，性温，归脾、肾、膀胱经。功能行气止痛，治疗寒凝气滞所致的胸腹胀痛；温肾散寒，治疗肾阳不足、膀胱虚冷所致的小便频数、遗尿，是理气顺气的常用药物。

主治 用于寒凝气滞，胸腹胀痛，气逆喘急，膀胱虚冷，遗尿尿频，疝气疼痛，经寒腹痛。

用量用法 煎服，3~9克。

使用注意 本品辛热温躁，能散气耗血，故气血虚而有内热者不宜使用。

枳 实

枳（zhǐ）实味苦，消食除痞，
破积化痰，冲墙倒壁。

枳实味苦、辛、酸，性温，归脾、胃、大肠经。辛行苦降，善破气除痞、消积导滞，治疗脘腹痞满胀痛以及饮食积滞；破气行滞化痰，力量峻猛，破除积滞犹如冲墙倒壁一般。

主治 用于积滞内停，痞满胀痛，泻痢后重，大便不通，痰滞气阻，胸痹，结胸，脏器下垂。

用量用法 煎服，3~9克。麸炒药性较为缓和。

使用注意 孕妇慎用。

---

[1]快：使动用法，使气机畅通。

[2]宿食：指饮食停积肠胃，不能正常运化消导的病证。

枳　壳

枳壳微温，快气宽肠，
胸中气结，胀满堪尝。

枳壳味苦、辛，性微温（今通常认为性微寒），归肺、脾、胃、大肠经。长于行气开胸、宽中除胀，治疗肝郁气滞胸胁胀闷，以及肠胃积滞脘腹胀痛。是治疗胀满的常用药。

主治　用于胸胁气滞，胀满疼痛，食积不化，痰饮内停，脏器下垂。

用量用法　煎服，3~9克。麸炒药性较为缓和。

使用注意　孕妇慎用。

白豆蔻

白蔻（kòu）辛温，能祛瘴翳（zhàng yì）[1]，益气调元，止呕和胃。

白豆蔻味辛，性温，归肺、脾、胃经。能够祛除因肺寒引起的目生翳障、视物不清；补肺气、理元气，益上焦而通中焦；长于行气宽中、温胃止呕，善治寒湿中阻、脾胃气滞所致的呕吐。

主治　用于湿浊中阻，不思饮食，湿温初起，胸闷不饥，寒湿呕逆，胸腹胀痛，食积不消。

用量用法　煎服，3~6克，入汤剂宜后下。

使用注意　阴虚内热、胃火偏盛、口干口渴、大便燥结者忌用。干燥综合征及糖尿病患者忌用。

青　皮

青皮苦温，能攻气滞，
削坚平肝，安胃下食。

青皮味苦、辛，性温，归肝、胆、胃经。辛散温通，力量峻猛，能够破气治疗气滞诸证，主治肝郁气滞导致的胸胁胀痛，中焦气滞引起的脘腹胀痛、食积停滞；疏肝理气、散结止痛，治疗肝郁气结所致的疝气疼痛、乳房胀痛结块、乳痈肿痛，以及气滞血瘀所致的癥瘕积聚、久疟痞块；和降胃气、消积化滞，治疗饮食积滞。

主治　用于胸胁胀痛，疝气疼痛，乳癖，乳痈，食积气滞，脘腹胀痛。

用量用法　煎服，3~9克。醋炙青皮疏肝止痛力强。

使用注意　本品性烈耗气，气虚者当慎用。

---

[1]瘴翳：多称"障翳"，黑睛上生出的障膜，导致视物不清。

陈 皮

陈皮甘温，顺气宽膈（gé），
留白和胃，消痰去白[1]。

陈皮味甘（今通常认为味辛、苦），性温，归脾、肺经。能够理气宽中，治疗中气不和而致的胸膈脘腹胀闷不舒。保留橘白，能够减低燥性和行散之力，多用于和胃理气；去掉橘白而仅用橘红，则燥湿行散力强，多用于痰湿水饮。

主治 用于脘腹胀满，食少吐泻，咳嗽痰多。

用量用法 煎服，3~9克。

使用注意 气虚体燥、阴虚燥咳、吐血及内有实热者慎服。

苍 术

苍术（zhú）甘温，健脾燥湿，
发汗宽中，更祛瘴疫[2]。

苍术味甘（今通常认为味辛、苦），性温，归脾、胃、肝经。苦温燥湿以祛湿浊，辛香健脾以和脾胃，主治湿阻中焦、脾失健运；辛香燥烈，在外能开肌腠而发汗，祛在表之风寒湿邪；在内能燥湿宽中，用于湿邪困脾所致之泄泻、便溏；气味芳香，长于辟秽化浊，治疗瘴疫。

主治 用于湿阻中焦，脘腹胀满，泄泻，水肿，脚气痿躄，风湿痹痛，风寒感冒，夜盲，眼目昏涩。

用量用法 煎服，6~12克。米泔水制可减缓辛燥之性。麸炒苍术可缓其燥性，气变芳香，增强健脾燥湿的作用，是临床常用药。

使用注意 阴虚内热、气虚多汗者忌用。

厚 朴

厚朴（pò）苦温，消胀泄满，
痰气下利，其功不缓。

厚朴味苦、辛，性温，归脾、胃、肺、大肠经。功能行气消胀，下气除满，为消除胀满的要药，善治湿阻中焦所致的脘腹胀满；又能燥湿消痰，下气平喘，治疗痰饮阻肺的咳嗽气喘；燥湿行气，治疗湿郁气滞的泄泻。气味雄烈，功效卓著。

主治 用于湿滞伤中，脘痞吐泻，食积气滞，腹胀便秘，痰饮喘咳。

用量用法 煎服，3~9克。

使用注意 本品辛苦温燥湿，易耗气伤津，故气虚津亏者及孕妇当慎用。

---

[1] 白：指橘白，果皮内层的白色部分；外层红色部分称橘红。

[2] 瘴疫：感受南方山林间湿热瘴毒所致的一种温病。瘴，瘴气引起的疾病。

南 星

南星性热，能治风痰[1]，

破伤强直，风搐（chù）自安。

天南星味苦、辛，性温，有毒，归肺、肝、脾经。本品归肝经，走经络，善祛风痰而止痉厥，治疗风痰留滞经络所致的半身不遂、口眼㖞斜，破伤风角弓反张、痰涎壅盛，以及风痰眩晕等。凡风动抽搐诸证，服用此药可得安宁。

主治 天南星外用治痈肿，蛇虫咬伤。

用量用法 煎服，3~9克。一般姜制后运用，以缓解毒性。生南星有毒，内服宜慎，一般0.3~1.2克，多入丸、散。

使用注意 孕妇慎用；生品内服宜慎。

半 夏

半夏味辛，健脾燥湿，

痰厥（jué）[2]头痛，嗽呕堪入。

半夏味辛，性温，有毒，归脾、胃、肺经。能够燥湿化痰、健脾和胃，味苦降逆，可治疗湿痰上阻清阳而致的头痛，以及痰湿困于中焦所致的胸脘胀满、不思饮食。长于化痰止嗽、降逆止呕，是治疗气逆冲上、咳嗽呕吐的常用药。

主治 用于湿痰寒痰，咳喘痰多，痰饮眩悸，风痰眩晕，痰厥头痛，呕吐反胃，胸脘痞闷，梅核气；外治痈肿痰核。

用量用法 煎服，3~9克。一般用制半夏，姜半夏长于降逆止呕，法半夏长于燥湿且温性较弱，半夏曲有化痰消食之功，竹沥半夏善清化热痰。

使用注意 不宜与川乌、制川乌、草乌、制草乌、附子同用；生品内服宜慎。

藿 香

藿（huò）香性温，能止呕吐，

发散风寒，霍乱[3]为主。

藿香味辛，性微温，归脾、胃、肺经。气味芳香，能够化湿和中止呕，治疗湿浊中阻所致的呕吐；发散风寒，主治暑月外感风寒，内伤生冷所致的恶寒发热、头痛脘闷，以及感受暑湿、脾胃不和出现的上吐下泻。

主治 用于湿浊中阻，脘痞呕吐，暑湿表证，湿温初起，发热倦怠，胸闷不舒，寒湿闭暑，腹痛吐泻，鼻渊头痛。

用量用法 煎服，6~9克。鲜品用量加倍，长于解暑。

使用注意 阴虚血燥者不宜用。

---

[1] 风痰：病证名，痰证之一，指痰扰肝经的病证，或素有痰疾，因感受风邪而发者。

[2] 痰厥：厥证之一，指痰盛气闭所致的四肢厥冷，甚至昏厥的病证。

[3] 霍乱：泛指突然剧烈吐泻、心腹绞痛、挥霍撩乱的疾患，可由饮食不洁或感受暑湿，体内清浊之气混乱引起。与西医学所说的霍乱弧菌引起的疾病意义不同。

槟 榔

槟榔（bīng láng）味辛，破气杀虫，祛痰逐水，专除后重[1]。

槟榔味苦、辛，性温，归胃、大肠经。其性下行，行气力量较强，能够驱杀绦虫、蛔虫、蛲虫、钩虫、姜片虫等多种肠道寄生虫，尤以治绦虫证疗效最佳；行气利水、祛除痰饮，治疗因痰饮内停所致的胸腹胀满、水肿、脚气肿痛（脚气一词注释见木瓜条）；善行肠胃之气，消积导滞通便，长于治疗食积引起的泄泻、腹痛，以及湿热痢疾、里急后重症。

主治 用于绦虫病，蛔虫病，姜片虫病，虫积腹痛，积滞泻痢，里急后重，水肿脚气，疟疾。

用量用法 煎服，3~9克。驱杀绦虫、姜片虫可用至30~60克。生用力强，炒用力缓。

使用注意 脾虚便溏或气虚下陷者忌用；孕妇慎用。

大腹皮

腹皮微温，能下膈气，安胃健脾，浮肿消去。

大腹皮味辛，性微温，归脾、胃、大肠、小肠经。有降气作用，能够下气宽中；长于消导胃肠积滞，健运脾胃，是宽中利气之捷药，用于治疗食积气滞之脘腹痞胀、嗳气吞酸、大便不调等；又能开宣肺气、行水消肿，治疗水湿外溢、皮肤水肿、小便不利，以及脚气肿痛、二便不通。

主治 用于湿阻气滞，脘腹胀闷，大便不爽，水肿胀满，脚气浮肿，小便不利。

用量用法 煎服，3~9克。

使用注意 气虚体弱者及孕妇慎用。

香 薷

香薷（rú）味辛，伤暑便涩[2]，霍乱水肿，除烦解热。

香薷味辛，性微温，归肺、脾、胃经。在外能发汗解表散寒，在内能化湿和中解暑，故多用于夏季外感风寒兼湿困脾胃者，症见头痛恶寒、发热无汗，小便赤涩、腹痛霍乱吐泻等，被称为"夏月解表之药"；又能利水消肿，外能发汗解表使水湿从肌表而散，内能通畅水道使水湿从小便而解，用于治疗水肿、脚气浮肿；还有解除暑邪烦热的功能。

主治 用于暑湿感冒，恶寒发热，头痛无汗，腹痛吐泻，水肿，小便不利。

用量用法 煎服，3~9克。解表量不宜大，不宜久煎；利水消肿，量宜稍大，且须浓煎。

使用注意 表虚者忌服，火盛气虚、阴虚有热者禁用。

---

[1] 后重：时时想要大便而又便不下来，肛门重坠不适的感觉。多兼见腹痛急迫欲便，称里急后重。

[2] 便涩：此处指小便赤涩。

猪　苓

猪苓（líng）味淡，利水通淋[1]，消肿除湿，多服损肾。

猪苓味甘、淡，性平，归肾、膀胱经。淡渗利湿，善于通调水道，利水作用较强，能够通利小便，治疗小便不利、淋漓涩痛；消除水湿停聚的水肿病，使水湿从小便而解。不宜多服，以防消耗津液、损伤肾阴。

主治　用于小便不利，水肿，泄泻，淋浊，带下。

用量用法　煎服，6~12克。

使用注意　无水湿者忌服。

扁　豆

扁豆微凉，转筋[2]吐泻，下气和中，酒毒能化。

白扁豆味甘，性微凉(今通常认为性微温)，归脾、胃经。可治疗暑湿吐泻伤津所致的转筋疼痛；能够补气健脾而和中，治疗脾虚湿滞诸证；生品绞汁服又有解酒毒的功用。

主治　用于脾胃虚弱，食欲不振，大便溏泻，白带过多，暑湿吐泻，胸闷腹胀。

用量用法　煎服，9~15克。炒扁豆可使健脾止泻功能增强。

使用注意　不宜多食，以免壅气伤脾。

泽　泻

泽泻苦寒，消肿止渴，除湿通淋，阴汗[3]自遏(è)[4]。

泽泻味苦（今通常认为味甘），性寒，归肾、膀胱经。能够利水渗湿，消除水湿停聚之水肿、小便不利；长于清利下焦湿热，用于湿热下注而致的阴汗；尤其长于清膀胱之热，利尿通淋，用于湿热淋证、小便涩痛。

主治　用于小便不利，水肿胀满，泄泻尿少，痰饮眩晕，热淋涩痛，高脂血症。

用量用法　煎服，6~9克。

使用注意　因性寒通利，肾虚精滑无湿热者忌用。

---

[1] 淋：即淋证，指小便涩痛、滴沥不尽的病证。

[2] 转筋：肢体筋脉牵掣拘挛、痛如扭转的病证。常发于小腿肚，甚则牵连腹部拘急。

[3] 阴汗：前阴有汗，为湿热下注的表现。

[4] 遏：音饿，止的意思。

木 通

木通性寒，小肠热闭，
利窍通经，最能导滞。

木通味苦，性寒，有毒，归心、小肠、膀胱经。能够利水消肿、下利湿热，善治小肠有热的小便淋漓涩痛或小便不通；长于通利关窍、血脉，常用于治疗妇科血瘀经闭、乳汁不通，以及湿热痹痛、关节疼痛；最能通导积滞。

主治 用于淋证，水肿，心烦尿赤，口舌生疮，经闭乳少，湿热痹痛。

用量用法 煎服，3~6克。

使用注意 精滑、遗尿、小便频数者及孕妇忌服。

车前子

车前子寒，溺（nì）涩[1]眼赤，
小便能通，大便能实。

车前子味甘，性微寒，归肝、肾、肺、小肠经。能够利尿通淋，常用于小便不利、水肿等；又能清膀胱热结，用于湿热下注膀胱而致的小便淋漓涩痛；善清肝热而明目，治疗目赤涩痛；渗泄水湿，分别清浊，使肠道之水湿从小便而解，从而利小便而实大便，治疗小便不利之水泻。

主治 用于热淋涩痛，水肿胀满，暑湿泄泻，目赤肿痛，痰热咳嗽。

用量用法 煎服，9~15克。宜包煎。

使用注意 宜包煎。肾虚精滑者及孕妇慎用。

地骨皮

地骨皮寒，解肌退热，
有汗骨蒸，强阴凉血。

地骨皮味甘，性寒，归肺、肝、肾经。甘寒清润滋阴，善清肝肾之虚热，解阴虚皮肤之蒸热，除有汗之骨蒸，是退虚热、疗骨蒸之佳品。并能入血分，有清热凉血止血的功效，常用于治疗血热妄行的吐血、衄血、尿血等。

主治 用于阴虚潮热，骨蒸盗汗，肺热咳嗽，咯血，衄血，内热消渴。

用量用法 煎服，9~15克。

使用注意 外感风寒发热及脾虚便溏者禁用。

木 瓜

木瓜味酸，湿肿脚气[2]，
霍乱转筋，足膝无力。

木瓜味酸，性温，归肝、脾经。能够温通化湿、舒筋活络，常用于治疗感受风湿、脚气肿痛；又能祛湿除痹，用于风湿痹证的治疗，尤其是治疗湿痹筋脉拘挛的要药；温香入脾，能化湿和胃、舒筋缓急，缓解湿阻中焦之腹痛吐泻转筋。

主治 用于湿痹拘挛，腰膝关节酸重疼痛，暑湿吐泻，转筋挛痛，脚气水肿。

用量用法 煎服，6~9克。

使用注意 内有郁热，小便短赤者忌服。

---

[1]溺涩：溺同尿；溺涩即小便不畅。

[2]脚气：又名缓风、脚弱，因外感湿邪风毒，或饮食厚味所伤，积湿生热，流注腿脚而成。其症先见腿脚麻木、酸痛、软弱无力，或挛急，或肿胀，或萎枯，进而入腹攻心，出现小腹不仁、呕吐不食、心悸、胸闷、气喘、神志恍惚等症状。

威灵仙

威灵苦温，腰膝冷痛，
消痰痃癖（xuán pǐ）[1]，风
湿皆用。

威灵仙味苦（今通常认为味辛、咸），性温，归膀胱经。辛散温通，善祛风湿、通经络而止痛，是治疗风湿痹痛、腰膝冷痛的要药；消痰逐饮、软坚散结，治疗痰饮、积聚、痃、癖。凡是风湿引起的病证均可运用。

主治　用于风湿痹痛，肢体麻木，筋脉拘挛，屈伸不利。

用量用法　煎服，6~9克。

使用注意　气虚血弱、无风寒湿邪者忌用。

牡丹皮

牡丹苦寒，破血通经，
血分有热，无汗骨蒸。

牡丹皮味苦、辛，性微寒，归心、肝、肾经。能够活血祛瘀、通行血脉，常用于血滞经闭、痛经等妇科疾患，以及跌打损伤血瘀疼痛。又有清热凉血之功，善清营分、血分实热，治疗温毒发斑、血热吐衄；又能清透血中伏热，是治疗无汗骨蒸的要药。

主治　用于热入营血，温毒发斑，吐血衄血，夜热早凉，无汗骨蒸，经闭痛经，跌仆伤痛，痈肿疮毒。

用量用法　煎服，6~12克。清热凉血宜生用，活血祛瘀宜酒炙用。

使用注意　血虚有寒、月经过多者不宜使用。孕妇慎用。

玄　参

玄参（xuán shēn）苦寒，
清无根火[2]，消肿骨蒸，补肾
亦可。

玄参味甘、苦、咸，性微寒，归肺、胃、肾经。功能清热、滋阴，善治阴虚火旺骨蒸烦热；又能清热凉血、泻火解毒消肿，治疗目赤肿痛、咽喉肿痛、瘰疬、白喉、痈疮肿毒；还有滋补肾阴的作用。

主治　用于热入营血，温毒发斑，热病伤阴，舌绛烦渴，津伤便秘，骨蒸劳嗽，目赤，咽痛，白喉，瘰疬，痈肿疮毒。

用量用法　煎服，9~15克。

使用注意　不宜与藜芦同用。脾胃虚寒、食少便溏者不宜服用。

---

[1]痃癖：病名。指脐腹偏侧或胁肋部时有筋脉功撑急痛的病症。痃，音玄，积聚生于腹中脐旁的称痃。癖，音痞，积聚潜伏于两胁间的叫癖。

[2]无根火：即虚火。

沙 参

沙参味苦，消肿排脓，
补肝益肺，退热除风。

沙参味苦（今通常认为味甘），性微寒。能够消肿排脓，治疗肺中有热、咳吐脓血的肺痈，以及瘰疬、疮疡；清肺火、滋肺阴，适用于阴虚肺燥有热者，症见劳嗽咳血或燥咳痰少；滋补肝阴，治疗肝阴虚所致的胁肋疼痛；本品滋阴生津，能退阴虚内热，除津亏燥风，用于风热瘙痒。

主治 北沙参用于肺热燥咳，劳嗽痰血，胃阴不足，热病津伤，咽干口渴。南沙参用于肺热燥咳，阴虚劳嗽，干咳痰黏，胃阴不足，食少呕吐，气阴不足，烦热口干。

用量用法 煎服，4.5~9克。

使用注意 不宜与藜芦同用。

丹 参

丹参味苦，破积调经，
生新去恶（è）[1]，祛除带崩。

丹参味苦，性微寒，归心、心包、肝经。善能通行血脉，活血调经，药性平缓，祛瘀生新而不伤正，是妇科活血调经的常用药，治疗血瘀所致的月经不调、经闭、痛经、产后腹痛、崩漏，尤其适于血瘀有热者。

主治 用于胸痹心痛，脘腹胁痛，癥瘕积聚，热痹疼痛，心烦不眠，月经不调，痛经经闭，疮疡肿痛。

用量用法 煎服，6~15克。活血化瘀宜酒炙用。

使用注意 不宜与藜芦同用。

苦 参

苦参味苦，痈肿疮疥（jiè），
下血肠风[2]，眉脱赤癞
（là）[3]。

苦参味苦，性寒，归心、肝、胃、大肠、膀胱经。能够清热燥湿、解毒杀虫止痒，可用于治疗痈肿，又是湿疹湿疮、疥癣、瘙痒等皮肤疾患的常用药；清热燥湿，除胃肠湿热而治疗痢疾下血、肠风泄泻；还可用于眉毛脱落、面色发红的麻风病。

主治 用于热痢，便血，黄疸尿闭，赤白带下，阴肿阴痒，湿疹，湿疮，皮肤瘙痒，疥癣麻风；外治滴虫性阴道炎。

用量用法 煎服，3~9克。外用适量，煎汤外洗或熏洗。

使用注意 不宜与藜芦同用。

---

[1] 恶：疾病。

[2] 肠风：以便血为主症的疾病，指痔疮出血或风邪所致的便下鲜血。

[3] 癞：即疠风，又称大风恶疾、麻风，由体虚感受暴疠风毒、邪滞肌肤或传染而发。初起患处麻木不仁，次发红斑，继则肿溃无脓，久之可蔓延全身肌肤，出现眉落、目损、鼻崩、唇裂等症。

龙 胆

龙胆苦寒，疗眼赤痛，
下焦湿肿，肝经热烦。

龙胆草味苦，性寒，归肝、胆经。善泻肝胆实火，用于治疗肝火上炎之目赤肿痛、口苦咽干，肝经热盛之胁肋灼痛、烦躁，热极生风之高热抽搐等证；清下焦湿热，治疗湿热下注的阴肿阴痒、带下黄臭。

主治 用于湿热黄疸，阴肿阴痒，带下，湿疹瘙痒，肝火目赤，耳鸣耳聋，胁痛口苦，强中，惊风抽搐。

用量用法 煎服，3~6克。

使用注意 脾胃虚寒者禁用，阴虚津伤者慎用。

五加皮

五加皮寒，祛痛风痹，
健步坚筋，益精止沥。

五加皮味辛、苦，性寒（今通常认为性温），归肝、肾经。能够祛风湿、止痹痛，治疗风湿痹痛，因其兼有补益之功，尤其适用于老人及久病体虚的痹证患者；有温补之效，补益肝肾、强健筋骨，常用于肝肾不足所致的筋骨痿软、小儿行迟；能填肾精，治疗肾虚约束失司的小便淋沥不尽。

主治 用于风湿痹病，筋骨痿软，小儿行迟，体虚乏力，水肿，脚气。

用量用法 煎服，4.5~9克。

使用注意 阴虚火旺者慎服。

防 己

防己气寒，风湿脚痛，
热积膀胱，消痈散肿。

防己味苦、辛，性寒，归膀胱、肺经。能够苦寒降利、清热利水，善走下行而清泄下焦膀胱湿热，常用于下肢水肿、小便不利，以及湿热腹胀水肿、脚气肿痛等；祛风湿、止痹痛，常用于风湿痹证；又有清热的作用，因此更是治疗风湿热痹的要药；清热燥湿消肿，治疗湿疹疮毒痈肿。

主治 用于风湿痹痛，水肿脚气，小便不利，湿疹疮毒。

用量用法 煎服，4.5~9克。

使用注意 因大苦大寒易伤胃气，胃纳不佳及阴虚体弱者慎服。

地 榆

地榆沉寒，血热堪用，
血痢带崩，金疮止痛。

地榆味苦、酸、涩，性微寒，沉降入下焦，归肝、大肠经。长于泄热，有凉血止血之功，适用于血分有热、迫血妄行的各种出血证，尤宜于下焦之便血、痔血、带下、崩漏等证；清热解毒、凉血涩肠而止痢，治疗血痢；外用泻火解毒敛疮，能止刀伤出血，又可治疗水火烫伤、湿疹、疮疡痈肿。

主治 用于便血，痔血，血痢，崩漏，水火烫伤，痈肿疮毒。

用量用法 煎服，9~15克，大剂量可用至30克。外用适量，煎汁浸洗或捣敷。止血多炒炭用，解毒敛疮多生用。

使用注意 因性寒酸涩，凡虚寒性便血、下痢、崩漏及出血有瘀者慎用。

茯 神

茯神补气，善镇惊悸，
恍惚健忘，兼除怒恚（huì）[1]。

茯神味甘，性平，归心、脾经。能够宁心安神、镇惊定悸，主治心神不安、失眠、健忘，兼有解除忿怒躁烦的作用。

主治 用于宁心，安神，利水。治心虚惊悸，健忘，失眠，惊痫，小便不利。

用量用法 煎服，6~12克。

使用注意 肾虚小便不利或不禁、虚寒滑精者慎。

远 志

远志气温，能驱惊悸，
安神镇心，令人多记。

远志味苦、辛，性温，归心、肾、肺经。性善宣泄通达，既能开心气而宁心安神，治疗心神不宁、惊悸；又能通肾气而强志不忘，治疗健忘；交通心肾而治疗心肾不交诸证。

主治 用于心肾不交引起的失眠多梦、健忘惊悸、神志恍惚，咳痰不爽，疮疡肿毒，乳房肿痛。

用量用法 煎服，3~9克。化痰止咳宜炙用。

使用注意 凡实热或痰火内盛者及胃溃疡或胃炎患者均应慎用。

酸枣仁

酸枣味酸，敛汗驱烦，
多眠用生，不眠用炒。

酸枣仁味甘、酸，性平，归心、肝、胆经。有收敛止汗的功效，常用于体虚自汗、盗汗；善养心阴、益肝而安神，主治心肝阴血亏虚所致的烦躁，以及心悸、怔忡、健忘等。生用能清胆火而醒神，治疗多眠嗜睡；炒用能养心而安神，治疗失眠。

主治 用于虚烦不眠，惊悸多梦，体虚多汗，津伤口渴。

用量用法 煎服，9~15克。

使用注意 凡实邪郁火及滑泄者慎服。

---

[1] 恚：音会，恨、怒的意思。

菖 蒲

菖蒲（chāng pú）性温，
开心利窍，去痹除风，出声
至妙。

石菖蒲味辛、苦，性温，归心、胃经。其性温通，芳香走窜，有开窍醒神的功效，又兼能化湿、豁痰、辟秽，长于治疗痰湿秽浊蒙蔽心神所致的神志昏乱；又能益心智、安心神、利孔窍，聪耳明目，治疗健忘、失眠、耳鸣、耳聋。有散风湿的作用，治疗风湿痹证；豁痰开窍除风，治疗痰热内盛、风邪妄动所致的癫痫抽搐。对肺气不宣、痰饮闭塞所致的声音嘶哑或声音不出，有很好的疗效。

主治 用于神昏癫痫，健忘失眠，耳鸣耳聋，脘痞不饥，噤口下痢。

用量用法 煎服，3~9克。鲜品加倍。

使用注意 阴亏血虚及精滑多汗者均禁用。

柏子仁

柏（bǎi）子味甘，补心益气，
敛汗扶阳[1]，更疗惊悸。

柏子仁味甘，性平，归心、肾、大肠经。药性平和，能够养心安神，益心气、养心血，多用于气血亏虚、心神失养所致的心悸怔忡、虚烦不眠、头晕健忘，以及心肾不交所致的惊悸不安；本品甘润，能滋补阴液，用于治疗阴虚盗汗。

主治 用于阴血不足，虚烦失眠，心悸怔忡，肠燥便秘，阴虚盗汗。

用量用法 煎服，3~9克。

使用注意 便溏及痰多者慎服。

益智仁

益智辛温，安神益气，
遗溺[2]遗精[3]，呕逆[4]皆治。

益智仁味辛，性温，归肾、脾经。能够安心神、益肾气，暖肾固精缩尿，治疗下焦虚寒所致的小便频数，以及肾关不固所致的遗尿、遗精。还可温肾暖脾，治疗中气虚寒引起的脘腹冷痛、呕吐泄泻。

主治 用于肾虚遗尿，小便频数，遗精白浊，脾寒泄泻，腹中冷痛，口多唾涎。

用量用法 煎服，3~9克。

使用注意 阴虚火旺者禁服。

---

[1] 扶阳：宣通、保护、温助、调理阳气的意思。

[2] 遗溺：即遗尿。包括睡中遗尿、昏迷时小便自遗、清醒时小便自出而不知及小便频数而尿出难以自制等情况。

[3] 遗精：凡不在房事时精液泄出均称遗精。因梦而精出，称梦遗；无梦而精出，称滑精。

[4] 呕逆：即打嗝，指气从胃中上逆，喉间频频作声，声音急而短促。

甘 松

甘松味香，善除恶（è）气，
治体香肌，心腹痛已。

甘松味辛、甘，性温，归脾、胃经。气味芳香，能够醒脾开胃、行气止痛，治疗气机不畅之胸闷腹胀、寒凝气滞之心胸脘腹疼痛，善于消除秽恶邪气。煎汤外洗可以使肌体生香。

主治 用于脘腹胀满，食欲不振，呕吐；外用治牙痛，脚气肿毒。

用量用法 煎服，3~6克。外用适量。

使用注意 气虚血热者忌服。

小茴香

小茴性温，能除疝（shàn）
气[1]，腹痛腰痛，调中暖胃。

小茴香味辛，性温，归肝、肾、脾、胃经。能够温肾暖肝、散寒止痛，治疗寒疝腹痛、睾丸坠痛、痛经，以及寒凝肝肾之少腹、腰部冷痛；并善理中焦脾胃之气，散寒止痛，治疗胃寒气滞之脘腹胀痛、呕吐食少。

主治 用于寒疝腹痛，睾丸偏坠，痛经，少腹冷痛，脘腹胀痛，食少吐泻。

用量用法 煎服，3~6克。外用适量。

使用注意 阴虚火旺者慎用。

大茴香

大茴味辛，疝气脚气，
肿痛膀胱，止呕开胃。

大茴香味辛，性温，归肝、肾、脾、胃经。能够温经散寒，治疗寒疝腹痛及寒湿脚气肿痛；善温下焦，祛除肾和膀胱的寒气；散寒健胃，能够开胃止呕，治疗胃寒呕吐、不思饮食。

用量用法 煎服，3~9克。

干 姜

干姜味辛，表解风寒，
炮苦逐冷，虚热尤堪。

干姜味辛，性热，归脾、胃、肾、心、肺经。能够温肺散寒，使肺卫风寒之邪从表而解；炮黑后称"炮姜"，味辛、苦，性大热，温中散寒之力更强，用于攻逐寒邪，适用于虚寒证。

主治 用于脘腹冷痛，呕吐泄泻，肢冷脉微，寒饮喘咳。

用量用法 煎服，3~9克。

使用注意 本品辛热燥烈，阴虚内热、血热妄行者忌用。

---

[1]疝气：为中医病症名。俗称小肠串气。通常指腹股沟部的疝，因小肠通过腹股沟区的腹壁肌肉弱点坠入阴囊内而引起。

附 子

附子辛热，性走不守，
四肢厥冷，回阳功有。

附子味辛、甘，性大热，有毒，归心、肾、脾经。气雄性悍，走而不守，上助心阳、中温脾阳、下补肾阳，通行十二经脉，无处不至，多用于亡阳气脱、危重欲绝，以及寒邪直中、四肢厥冷，是救治亡阳气脱厥逆的要药，被誉为"回阳救逆第一要药"。

主治 用于亡阳虚脱，肢冷脉微，心阳不足，胸痹心痛，虚寒吐泻，脘腹冷痛，肾阳虚衰，阳痿宫冷，阴寒水肿，阳虚外感，寒湿痹痛。

用量用法 煎服，3~15克。本品有毒，宜先煎0.5~1小时，至口尝无麻辣感为度。

使用注意 孕妇慎用；不宜与半夏、瓜蒌、瓜蒌子、瓜蒌皮、天花粉、川贝母、浙贝母、平贝母、伊贝母、湖北贝母、白蔹、白及同用。

川 乌

川乌大热，搜风入骨，
湿痹寒痛，破积[1]之物。

川乌味辛、苦，性大热，有大毒，归心、肝、肾、脾经。能够祛风除湿、温经散寒，有显著的止痛作用；且辛香走窜，力量迅猛，能够开关通腠，深入骨髓，搜散筋骨间的风寒，是治疗风寒湿痹尤其是寒邪偏盛痛痹的要药；又能散寒温经消散积聚，适用于各种寒凝证，如阴寒内盛的心腹冷痛、寒疝疼痛等。

主治 用于风寒湿痹，关节疼痛，心腹冷痛，寒疝作痛及麻醉止痛。

用量用法 煎服，1.5~3克。宜先煎、久煎。一般宜炮制后使用，即"制川乌"。

使用注意 生品内服宜慎；孕妇禁用；不宜与半夏、瓜蒌、瓜蒌子、瓜蒌皮、天花粉、川贝母、浙贝母、平贝母、伊贝母、湖北贝母、白蔹、白及同用。

木 香

木香微温，散滞和胃，
诸风能调，行肝泻肺。

木香味辛、苦，性温，归脾、胃、大肠、胆、三焦经。芳香温通，善于通行脾胃气滞，是行气和胃、健脾消食的要药；长于调畅气机，广泛用于各种气滞证；能够降肺气、疏肝气，是治疗肺失宣降、肝失疏泄的常用药。

主治 用于胸胁、脘腹胀痛，泻痢后重，食积不消，不思饮食。煨木香实肠止泻。用于泄泻腹痛。

用量用法 煎服，1.5~6克。生用行气力强，煨用行气力缓而长于止泻，用于泄泻腹痛。

使用注意 生用行气力强，煨用宜实肠止泻。

---

[1] 破积：可以破解瘀血肿块、不明真相的体内结块，或能祛除比较顽固的郁结之气。

沉 香

沉香降气，暖胃追邪，
通天彻地，卫气为佳。

沉香味辛、苦，性微温，归脾、胃、肾经。质重性降，能够降气止逆、是治疗胃气上逆呕吐、肺气上逆喘满的佳品；温中散寒，温脾胃、散寒邪，治疗胃寒气滞的脘腹胀痛。上能入肺，降气平喘，治疗肺气不降；下能入肾，温肾纳气，治疗下元虚寒、肾不纳气，有通天彻地之功。

主治 用于胸腹胀闷疼痛，胃寒呕吐呃逆，肾虚气逆喘急。

用量用法 煎服，1.5~4.5克，宜后下。

使用注意 辛温助热、阴虚火旺者慎用，气虚下陷者亦慎用。

丁 香

丁香辛热，能除寒呕，
心腹疼痛，温胃可晓。

丁香味辛，性温，归脾、胃、肺、肾经。能够温中降逆，暖脾胃而降逆气，是治疗胃寒呕吐、呃逆的要药；又能温中散寒止痛，治疗胃寒脘腹冷痛。都体现了丁香温胃的作用。

主治 用于脾胃虚寒，呃逆呕吐，食少吐泻，心腹冷痛，肾虚阳痿。

用量用法 煎服，1~3克。外用适量。

使用注意 不宜与郁金同用。

砂 仁

砂仁性温，养胃进食，
止痛安胎，通经破滞[1]。

砂仁味辛，性温，归脾、胃、肾经。气味芬芳，能够化湿醒脾、温中行气，善行脾胃气滞、增进食欲，尤其适用于寒湿停胃、气滞腹胀、不思饮食者，被古人称为"醒脾调胃要药"。又能行气温中止痛，可消止因气滞寒凝引起的脘腹胀闷疼痛；理气安胎，治疗因气滞而致的妊娠恶阻、胎动不安。总而言之，砂仁的主要功效是行气通经、消除积滞。

主治 用于湿浊中阻，脘痞不饥，脾胃虚寒，呕吐泄泻，妊娠恶阻，胎动不安。

用量用法 煎服，3~6克，入汤剂宜后下。

使用注意 阴虚有热者慎用。

荜澄茄

荜澄茄（bì chéng qié）辛，
除胀化食，消痰止哕[2]，能逐
邪气[3]。

荜澄茄味辛，性温，归脾、胃、肾、膀胱经。能够理中散寒，行气止痛，消除胃脘寒气胀痛，治疗寒凝气滞而引起的呕吐、呃逆；温通行散，消导胃中寒滞食积，开胃消食；又能温化寒痰，善于驱逐寒气，治疗各种寒邪作痛。

主治 用于胃寒呕逆，脘腹冷痛，寒疝腹痛，寒湿郁滞，小便浑浊。

用量用法 煎服，1.5~3克。

使用注意 阴虚血分有热、发热咳嗽者禁用。

---

[1]破滞：破除凝塞，解除烦闷。

[2]哕：一指呃逆之总称，一指干呕，皆为气逆所致。

[3]邪气：中医指伤人致病的因素，诸如风、寒、暑、湿、燥、热（火）、食积、痰饮等。

肉 桂

肉桂辛热，善通血脉，
腹痛虚寒，温补可得。

肉桂味辛、甘，性大热，归肾、脾、心、肝经。善于温经通脉，能行气血、运经脉、散寒止痛，治疗寒痹腰痛、胸痹心痛、阴疽，以及妇科寒凝血滞的闭经、痛经等；功能补火助阳通脉，虚寒所致的脘腹疼痛，可用肉桂温补而散寒止痛。

主治 用于阳痿宫冷，腰膝冷痛，肾虚作喘，虚阳上浮，眩晕目赤，心腹冷痛，虚寒吐泻，寒疝腹痛，痛经经闭。

用量用法 煎服，1~4.5克，宜后下或焗服。

使用注意 有出血倾向者及孕妇慎用；不宜与赤石脂同用。

桂 枝

桂枝小梗，横行手臂，
止汗舒筋，治手足痹。

桂枝是肉桂的细嫩枝，味辛、甘，性温，归心、肺、膀胱经。与养阴敛汗药如白芍等配伍，可以调和营卫而止卫气虚之汗出；能够温经通脉、舒筋活络、散寒止痛，用于治疗风寒湿痹、四肢痹痛，尤善治疗病位偏于上者，如痹证肩臂疼痛。

主治 用于风寒感冒，脘腹冷痛，血寒经闭，关节痹痛，痰饮，水肿，心悸，奔豚。

用量用法 煎服，3~9克。

使用注意 孕妇慎用。

吴茱萸

吴萸辛热，能调疝气，
脐腹寒痛，酸水能治。

吴茱萸味辛、苦，性热，有小毒，归肝、脾、胃、肾经。能够散寒止痛，主入肝经，是治疗肝寒气滞诸痛的要药；同时又有温脾之效，治疗脾胃虚寒。可用于寒疝腹痛、厥阴头痛、寒湿脚气肿痛、寒凝血瘀痛经、脐腹冷痛等。还能疏肝解郁、降逆止呕、制酸止痛，治疗肝胃不和的呕吐酸水。

主治 用于厥阴头痛，寒疝腹痛，寒湿脚气，经行腹痛，脘腹胀痛，呕吐吞酸，五更泄泻。

用量用法 煎服，1.5~4.5克。

使用注意 素有湿热而致小便淋涩者不宜服用。

延胡索

延胡气温，心腹卒(cù)痛[1]，
通经活血，跌仆血崩。

延胡索味辛、苦，性温，归心、肝、脾经。能够行气止痛，治疗心腹卒然疼痛；又能活血通经，治疗气滞血瘀所致的痛经、月经不调、产后瘀滞腹痛等多种妇科疾患；还可用于跌打损伤的瘀肿疼痛，以及妇科跌仆胞宫受伤所致的血崩出血疼痛。

主治 用于胸胁、脘腹疼痛，胸痹心痛，经闭痛经，产后瘀阻，跌仆肿痛。

用量用法 煎服，3~9克。

使用注意 用于诸痛证宜醋制。

---

[1] 卒痛：指痛突然发作，痛势急剧的表现。

薏苡仁

薏苡味甘，专除湿痹，
筋节拘挛[1]，肺痈肺痿。

薏苡仁味甘、淡，性凉，归脾、胃、肺经。能够渗湿除痹，舒筋脉、缓拘挛，常用于治疗湿痹、筋脉拘挛疼痛。又能清泻肺热、排脓消痈，治疗肺痈咳吐脓血及肺痿咳吐涎沫。

主治 用于水肿，脚气，小便不利，脾虚泄泻，湿痹拘挛，肺痈，肠痈，赘疣，癌肿。

用量用法 煎服，9~30克。清热利湿宜生用，健脾止泻宜炒用。

使用注意 孕妇慎用。

肉豆蔻

肉蔻辛温，脾胃虚冷，
泻痢不休，功可立等。

肉豆蔻味辛，性温，归脾、胃、大肠经。能够温中理脾、行气止痛，兼能涩肠止泻、固大肠而止泻痢。因此，对于胃寒气滞疼痛以及脾胃虚寒久泻、久痢等证，肉豆蔻取效快捷，是临床常用之品。

主治 用于脾胃虚寒，久泻不止，脘腹胀痛，食少呕吐。

用量用法 煎服，3~9克；入丸、散，每次0.5~1克。内服须煨熟去油用，称"煨豆蔻"。

使用注意 湿热泄痢者忌用。大肠素有火热及中暑热泄暴注、肠风下血、胃火齿痛及湿热积滞方盛、滞下初起者皆忌用。妇女胎前产后、月经期、哺乳期均当慎用或忌用。

草豆蔻

草蔻辛温，治寒犯胃，
作痛吐呕，不食能食。

草豆蔻味辛，性温，归脾、胃经。长于温中散寒、行气消胀、降逆止呕，主治寒邪犯胃、寒凝气滞所致的脘腹冷痛、胀痛、呕吐；对于因寒而不思饮食者，有消食开胃之功。本品芳香温燥，故尤其适用于寒邪犯胃兼有湿阻者。

主治 用于寒湿内阻，脘腹胀满冷痛，嗳气呕逆，不思饮食。

用量用法 煎服，3~6克，入散剂较佳。入汤剂宜后下。

使用注意 阴虚内热、胃火偏盛、口干口渴、大便燥结者忌用，干燥综合征及糖尿病患者忌用。

---

[1] 拘挛：即痉挛，指筋骨拘急挛缩，肢节屈伸不利。

诃 子

诃（hē）子味苦，涩肠止利，
痰嗽喘急，降火敛肺。

诃子味苦、酸、涩，性平，归肺、大肠经。酸涩性收，入大肠能够涩肠止泻，是治疗久泻、久痢的常用药；又能涩肠固脱、止血，用于泻痢日久、中气下陷所致的脱肛，以及肠风下血证。入肺能敛肺止咳、清肺降火，常用于久咳不愈者；与清热化痰药配伍可用于痰热郁肺的久咳，与补肺益气药配伍可用于肺虚久咳。

主治 用于久泻久痢，便血脱肛，肺虚喘咳，久嗽不止，咽痛音哑。

用量用法 煎服，3~10克。敛肺、清热宜生用，涩肠止泻宜煨用。

使用注意 凡外邪未解、内有湿热者忌用。

草 果

草果味辛，消食除胀，
截疟逐痰，解瘟[1]辟瘴。

草果味辛，性温，归脾、胃经。能够温中燥湿，治疗寒湿中阻、脾胃运化失司所致的饮食不化、腹胀疼痛；除痰截疟，治疗疟疾之湿浊偏盛者；气味芳香，能够辟秽化浊，对感受山岚瘴气、暑湿秽浊之气，又有解瘟辟瘴的功效。

主治 用于寒湿内阻，脘腹胀痛，痞满呕吐，疟疾寒热，瘟疫发热。

用量用法 煎服，3~6克。

使用注意 阴虚血少、津液不足、无寒湿者忌用。

常 山

常山苦寒，截疟除痰，
解伤寒热，水胀能宽[2]。

常山味苦、辛，性寒，有毒，归肺、心、肝经。长于祛痰截疟，适用于各种疟疾，尤以治疗间日疟、三日疟为佳，为治疟之要药。又能涌吐、清热，解除伤寒发热；善于开泄痰浊、宣通利水，治疗痰水内停所致的胸腹胀满。

主治 用于痰饮停聚，胸膈痞塞，疟疾。

用量用法 煎服，4.5~9克。涌吐宜生用，截疟宜酒制用。治疟宜在病发前半天或2小时服用。

使用注意 有催吐副作用，用量不宜过大；孕妇慎用。

---

[1]瘟：瘟疫，流行性急性传染病。

[2]宽：舒缓，松缓。

良 姜

良姜性热，下气温中，
转筋霍乱，酒食能攻。

高良姜味辛，性热，归脾、胃经。能够温中散寒、下气止呕、散寒止痛，治疗胃脘冷痛、吐泻转筋、酒食不消等证。

主治　用于脘腹冷痛，胃寒呕吐，嗳气吞酸。

用量用法　煎服，3~6克。研末服，每次3克。

使用注意　阴虚有热者忌用。

山 楂

山楂味甘，磨消肉食，
疗疝催疮，消膨[1]健胃。

山楂味酸、甘，性微温。功善消食化积，能治各种饮食积滞，尤其善消肉食油腻积滞；行气散结止痛，治疗疝气疼痛；催疮透疹，用于痘疮不起；又能健运脾胃、消食除胀。

主治　用于肉食积滞，胃脘胀满，泻痢腹痛，瘀血经闭，产后瘀阻，心腹刺痛，胸痹心痛，疝气疼痛，高脂血症。焦山楂消食导滞作用增强。用于肉食积滞，泻痢不爽。

用量用法　煎服，10~15克。活血散结多用生山楂，消化食积用炒山楂或焦山楂，止泻痢用山楂炭。

使用注意　脾胃虚弱而无积滞者或胃酸分泌过多者慎用。

神 曲

神曲味甘，开胃进食，
破结逐痰，调中下气。

神曲味甘、辛，性温，归脾、胃经。能够健脾开胃、消散食积，治疗饮食积滞脘腹胀满、食少纳呆；因其略有解表退热之功，故尤宜于外感表证兼食滞者。破积消滞，用于癥结、积滞、瘰疬等；还有祛痰之功，调畅中下焦脾胃肠道气机。

主治　生用健脾开胃，并有发散作用。焦六神曲消食化积力强，以治食积泄泻为主。

用量用法　煎服，6~15克。消食宜炒焦用。

使用注意　脾阴虚、胃火盛者不宜用；能落胎，孕妇宜少食。

---

［1］膨：膨胀、膨大、膨化，引申为肚子胀的样子。

麦　芽

麦芽甘温，能消宿食，
心腹膨胀，行血散滞。

麦芽味甘，性温（今通常认为性温），归脾、胃、肝经。能够健胃消食，治疗饮食积滞所致的脘腹胀满，尤其长于治疗米面薯芋类积滞不化。还有行血、疏肝散滞的作用，可用于肝气郁滞或肝胃不和诸证。

主治　用于食积不消，脘腹胀痛，脾虚食少，乳汁淤积，乳房胀痛，妇女断乳，肝郁胁痛，肝胃气痛。

用量用法　煎服，9~15克，大剂量30~120克。生麦芽长于消食健胃，炒麦芽多用于回乳消胀。

使用注意　哺乳期妇女不宜使用。

苏　子

苏子味辛，驱痰降气，
止咳定喘，更润心肺。

紫苏子味辛，性温，归肺、大肠经。长于降气化痰，气降痰消则咳喘自平，用于治疗痰壅气逆、咳嗽气喘。质润，既能润燥滑肠，又能降泄肺气以助大肠传导，常用于肠燥便秘，以及痰阻气逆、气化不行所致的大便不通；降气消痰平喘，用于痰壅气逆、咳嗽气喘。

主治　用于痰壅气逆，咳嗽气喘，肠燥便秘。

用量用法　煎服，5~10克。煮粥食或入丸、散。

使用注意　阴虚喘咳及脾虚便溏者慎用。

白芥子

白芥子辛，专化胁痰，
疟蒸痞块，服之能安。

白芥子味辛，性温，归肺、胃经。能够温肺化痰，长于温化寒痰滞于胸胁、咳喘胸满胁痛的悬饮；又能利气化痰散结，疟疾经久不愈、胁下痞块者，服之可安。

主治　用于寒痰咳嗽，胸胁胀痛，痰滞经络，关节麻木、疼痛，痰湿流注，阴疽肿毒。

用量用法　煎服，3~6克。研末调敷，或作发疱用治疗寒哮。

使用注意　肺虚久咳、阴虚火旺及胃火炽盛者忌用。外敷有发疱作用，凡皮肤过敏者不可外用。

甘　遂

甘遂（suí）苦寒，破癥
（zhēng）消痰，面浮蛊（gǔ）
胀[1]，利水能安。

甘遂味苦，性寒，有毒，归肺、肾、大肠经。有逐痰散结之功，可以破除腹部癥瘕结块，消散内停不化之痰饮。长于泻水逐饮，水饮停聚所致的水肿、面浮、大腹膨胀、胸胁停饮，均可通过本品的利水作用得到缓解。

主治　用于水肿胀满，胸腹积水，痰饮积聚，气逆咳喘，二便不利，风痰癫痫，痈肿疮毒。

用量用法　入丸、散服，每次0.5~1克。外用适量。内服醋制，以减低毒性。

使用注意　孕妇禁用；不宜与甘草同用。

---

［1］蛊胀：此处指水饮停聚、肚腹胀大的一种病证。蛊，伤害人的毒热恶气。

大 戟

大戟（jǐ）甘寒，消水利便，
腹胀癥坚，其功瞑眩
（míng xuàn）[1]。

大戟味甘（今通常认为味苦），性寒，有毒，归肺、脾、肾经。能够泻水逐饮、通利二便，又能消肿散结，治疗水肿、臌胀、胸胁停饮、癥瘕结块、瘰疬痰核等证。药性峻猛有毒，大量使用会有剧烈头晕的副作用，然而使用恰当有愈顽症、疗厥疾之功。

主治 用于水肿胀满，胸腹积水，痰饮积聚，气逆咳喘，二便不利，痈肿疮毒，瘰疬痰核。

用量用法 煎服，1.5~3克；入丸、散服，每次1克。内服宜醋制用，以减轻毒性。

使用注意 孕妇禁用；不宜与甘草同用。

芫 花

芫（yuán）花寒苦，能消
胀蛊，利水泻湿，止咳痰吐。

芫花味苦、辛，性温，有毒，归肺、脾、肾经。能够泻水逐饮、通二便、逐痰水，治疗腹部胀满的蛊胀、水肿、停饮；又能祛痰止咳，用于咳嗽痰多气喘证。

主治 用于水肿胀满，胸腹积水，痰饮积聚，气逆咳喘，二便不利；外治疥癣秃疮，痈肿，冻疮。

用量用法 煎服，1.5~3克。入丸、散服，每次0.6克。外用适量。内服醋制用，以降低毒性。

使用注意 孕妇禁用；不宜与甘草同用。

商 陆

商陆辛甘，赤白各异，
赤者消风，白利水气。

商陆味辛、甘（今通常认为味苦），性寒，有毒，归肺、肾、大肠经，有赤、白两种。赤者多用于外敷，散结消肿，能消除风湿疮疡肿毒；白者可内服，能泻下逐水，使水湿肿满从二便而消。

主治 用于水肿胀满，二便不通；外治痈肿疮毒。

用量用法 煎服，5~10克。醋制以降低毒性。外用适量。

使用注意 孕妇禁用。

---

[1]瞑眩：出自《尚书·说命》"若药弗瞑眩，厥疾弗瘳。"原义为若用药不到使人昏闷的程度，就不能收到治疗顽疾的效果。

海 藻

海藻咸寒，消瘿（yīng）[1]散疬[2]，除胀破癥，利水通闭。

海藻味咸，性寒，归肝、肾经。能够消痰软坚散结，用于消除腹部胀满，以及瘿瘤、瘰疬、癥瘕积聚、睾丸肿胀疼痛等病证。又能利水消肿通闭，治疗水肿、小便不利。

主治 用于瘿瘤，瘰疬，睾丸肿痛，痰饮水肿。

用量用法 煎服，9~15克。

使用注意 不宜与甘草同用。

牵牛子

牵牛苦寒，利水消肿，蛊胀痃癖，散滞除壅。

牵牛子味苦，性寒，有毒，归肺、肾、大肠经。能够泻下逐水，通利二便以排泄水湿；消肿去积，治疗腹部胀满的蛊胀，以及积滞于脐旁、胁下的痃癖证；有散积滞、除壅塞的功效。

主治 用于水肿胀满，二便不通，痰饮积聚，气逆喘咳，虫积腹痛。

用量用法 煎服，3~9克。入丸、散，每次1.5~3克。炒用药性减缓。

使用注意 孕妇禁用；不宜与巴豆、巴豆霜同用。

葶苈子

葶苈（tíng lì）辛苦，利水消肿，痰咳癥瘕（jiǎ）[3]，治喘肺痈。

葶苈子味苦、辛，性大寒，归肺、膀胱经。能够清热利水消肿，治疗湿热蕴阻之腹水肿满；消散腹中气滞痰凝所致的癥瘕结聚；长于泻肺平喘，专泻肺中水饮、痰火而止咳平喘，主治痰涎壅盛、喘息不得平卧，还可用于痰热蕴肺所致的肺痈咯吐脓血。

主治 用于痰涎壅肺，喘咳痰多，胸胁胀满，不得平卧，胸腹水肿，小便不利。

用量用法 煎服，3~9克；研末服，3~6克。

使用注意 凡肺虚喘促，脾虚肿满，膀胱气虚及小便不利者，均当忌用。

---

　[1]瘿：音婴。多因水土，或情志不舒而致气滞痰凝于颈部而成的颈部肿块。

　[2]疬：多由阴虚火旺或风火邪毒，炼液成痰，形成结于颈、项、腋、胯的结块。初起如豆，后渐大串生，溃后可形成窦道或漏管。小者名瘰，大者名疬。瘰疬又名鼠瘘、鼠疮、串疮、蝼蛄疮等。

　[3]癥瘕：指腹腔内结聚成块的一类疾病。腹中积块，固定不移的称"癥"；或聚或散，不固定的称"瘕"。

瞿 麦

瞿（qú）麦辛寒，专治淋
（lìn）病[1]，且能堕胎，通
经立应。

瞿麦味辛（今通常认为味苦），性寒，归心、小肠经。长于清泄心与小肠之火，利尿通淋，是治疗淋病的常用药，尤其以热淋最为适宜；有破血通经之功，常用于血热瘀阻之经闭或月经不调，取效甚捷，又有催生、堕胎的作用。

主治 用于热淋，血淋，石淋，小便不通，淋沥涩痛，经闭瘀阻。

用量用法 煎服，9~15克。

使用注意 孕妇慎用。

三 棱

三棱味苦，利血消癖，
气滞作痛，虚者当忌。

三棱味辛、苦，性平，归肝、脾经。能够破血行气，消积止痛，消除气血积聚所致的癖积、疼痛。由于本品力量峻猛，破血耗气，故正气虚弱者不宜使用。孕妇忌服。

主治 用于癥瘕痞块，痛经，瘀血经闭，胸痹心痛，食积胀痛。

用量用法 煎服，3~10克。醋制可加强祛瘀止痛之功。

使用注意 孕妇禁用；不宜与芒硝、玄明粉同用。

五灵脂

五灵味甘，血痢腹痛，
止血用炒，行血用生。

五灵脂味苦、咸、甘，性温，归肝经。能够行血止痛，用于血痢腹痛；炒用既能止血，又可活血散瘀，止血而不留瘀，多用于瘀血内阻、血不归经之出血，如妇科血瘀崩漏、经水过多证。

主治 用于心腹瘀血作痛，痛经，血瘀经闭，产后瘀血腹痛；炒炭治崩漏下血；外用治跌打损伤，蛇虫咬伤。

用量用法 煎服，3~9克。宜包煎。

使用注意 孕妇忌用，血虚无瘀滞者忌用。人参忌五灵脂。

---

[1]淋病：病名。指尿道发炎，化脓，尿中带有脓血。

莪 术

莪术（é zhú）温苦，善破疧癖，止痛消瘀，通经最宜。

莪术味辛、苦，性温，归肝、脾经。善破血散瘀、消癥化积，又能行气止痛，适用于气滞、食积而引起的脘腹胀痛，以及气滞血瘀或食积日久形成的癥瘕积聚，并能消除气滞、血瘀、食积、寒凝所致的因不通而致的痛证。专攻气中之血，最宜散瘀通经，治疗经闭腹痛。

主治 用于癥瘕痞块，瘀血经闭，胸痹心痛，食积胀痛。

用量用法 煎服，3~15克。醋制后可加强祛瘀止痛的作用。

使用注意 孕妇禁用。

干 漆

干（gàn）漆辛温，通经破瘕，追积杀虫，效如奔马。

干漆味辛，性温，有小毒，归肝、脾经。功能活血散瘀，消散腹中癥瘕结块，治疗妇科瘀血不行的月经不调、血瘀经闭；又有破积杀虫之功，治疗虫积腹痛。活血作用较强，取效快捷，如同奔马。

主治 用于瘀血经闭，癥瘕积聚，虫积腹痛。

用量用法 2.5~4.5克，宜入丸、散服。

使用注意 孕妇及对漆过敏者禁用。

蒲 黄

蒲（pú）黄味甘，逐瘀止崩，补血须炒，破血用生。

蒲黄味甘，性平，归肝、心包经。长于收敛止血，又兼备活血化瘀之功，有止血而不留瘀的特点，凡出血证无论属寒属热、有无瘀滞，均可应用，尤其适用于血瘀崩漏等瘀血停滞、血不归经之出血证。止血多炒用，化瘀、利尿多生用。

主治 用于吐血，衄血，咯血，崩漏，外伤出血，经闭痛经，胸腹刺痛，跌仆肿痛，血淋涩痛。

用量用法 煎服，3~9克。包煎。

使用注意 孕妇慎用。

苏 木

苏木甘咸，能行积血，产后月经，兼医扑跌。

苏木味甘、咸、辛，性平，归心、肝经。功能活血祛瘀，通经止痛，是妇科产后血瘀腹痛、痛经、血滞经闭，以及其他血瘀病证的常用药；又有消肿止痛之功，兼治跌打损伤、骨折筋伤，瘀滞肿痛。

主治 用于跌打损伤，骨折筋伤，瘀滞肿痛，经闭痛经，产后瘀阻，胸腹刺痛，痈疽肿痛。

用量用法 煎服，3~9克。

使用注意 孕妇慎用。

桃 仁

桃仁甘寒，能润大肠，
通经破瘀，血瘕[1]堪尝。

桃仁味苦、甘，性寒（今通常认为性平），有小毒，归心、肝、大肠经。能够润肠通便，治疗肠燥便秘；活血祛瘀、通利血脉，是治疗瘀血内阻的要药，主治血瘀经闭、痛经、产后腹痛、外伤瘀肿疼痛等；祛瘀力强，可用于治疗血瘀日久之血瘕证。

主治 用于经闭痛经，癥瘕痞块，肺痈肠痈，跌仆损伤，肠燥便秘，咳嗽气喘。

用量用法 煎服，5~10克。

使用注意 孕妇慎用。

姜 黄

姜黄味辛，消痈破血，
心腹结痛，下气[2]最捷。

姜黄味辛、苦，性温，归肝、脾经。兼入血分、气分，能活血行气而止痛，消痈肿、破瘀血，治疗气滞血瘀疼痛诸证，如心腹气血不行之结痛等，下气作用最为快捷。

主治 用于胸胁刺痛，胸痹心痛，痛经经闭，癥瘕，风湿肩臂疼痛，跌仆肿痛。

用量用法 煎服，3~9克。外用适量。

使用注意 本品辛散、温通、苦泄，故血虚无气滞血瘀证者及孕妇慎服。

郁 金

郁金味苦，破血生肌，
血淋[3]溺血[4]，郁结能舒。

郁金味辛、苦，性寒，归肝、胆、心经。能够活血止痛，行气解郁，善治气血瘀滞之痛证；清热凉血、降气止血，用于气逆火盛之吐血、衄血，以及热结下焦、灼伤血络之尿血、血淋；善入肝经而疏肝解郁，舒解肝气郁结、胁肋胀闷等证。

主治 用于胸胁刺痛，胸痹心痛，经闭痛经，乳房胀痛，热病神昏，癫痫发狂，血热吐衄，黄疸尿赤。

用量用法 煎服，6~12克。研末服，2~5克。

使用注意 不宜与丁香、母丁香同用。

---

[1] 血瘕：因瘀血阻络所致腹中结块疼痛的一种病证。

[2] 下气：证名。指肠胃郁结而排泄气体。

[3] 血淋：病名。表现特点为小便端涩，滴沥刺痛，欲出未尽，小腹拘急，或痛引腰腹，小便红赤或夹有血块，甚至可尿出纯血。

[4] 溺血：证名。指尿中有血。

金银花

金银花甘，疗痈无对[1]，
未成则散，已成则溃。

金银花味甘，性温（今通常认为性寒），归心、胃经。能够清热解毒、散痈消肿，善治痈疮肿毒，疗效卓著。在痈疮初起阶段可以疏散热毒、消肿散结；脓成阶段可以清热解毒、托毒排脓，是治疗痈疮、疔毒、肠痈、肺痈等一切内痈外痈的要药。

主治 用于痈肿疔疮，喉痹，丹毒，热毒血痢，风热感冒，温病发热。

用量用法 煎服，6~15克。生品长于清热解毒、疏散风热，炒炭宜于热毒血痢，露剂可用于暑热烦渴。

使用注意 脾胃虚寒及气虚疮疡脓清者忌用。

漏 芦

漏芦性温，祛恶疮毒[2]，
补血排脓，生肌长肉。

漏芦味苦，性温（今通常认为性寒），归胃经。有清热解毒、消痈散结之效，长于通利，能够排脓液除恶血，主治热毒壅盛的痈疮肿毒，以及痰火郁结、瘰疬欲破者，尤其长于治疗乳痈。恶脓除尽，方可生新血、长肌肉而痊愈。

主治 用于乳痈肿痛，痈疽发背，瘰疬疮毒，乳汁不通，湿痹拘挛。

用量用法 煎服，6~9克。可外洗或研末调敷。

使用注意 孕妇慎用。

刺蒺藜

蒺藜（jí lí）味苦，疗疮瘙痒，白癜（diàn）[3]头疮，翳（yì）[4]除目朗。

刺蒺藜味辛、苦，性微温，有小毒，归肝经。有祛风止痒之功，治疗疮痒、风疹瘙痒、白癜风、头疮等皮肤疾患；能疏散肝经风热而明目退翳，治疗风热上攻之目赤翳障，是祛风明目的要药。

主治 用于头痛眩晕，胸胁胀痛，乳闭乳痈，目赤翳障，风疹瘙痒。

用量用法 煎服，6~9克。外用适量，煎汤外洗用于治疗皮肤病。

使用注意 血虚气弱者及孕妇慎用。

---

[1]无对：形容好到没有可以与之相比的。

[2]疮毒：疮疡肿痈毒，分别为两个不同症状。创伤出现感染以后，就形成了疮疡。一般"伤"在皮肤，出现感染后，伤口比较浅，感染也比较薄，称为"疡"。若"伤"在肌肉深处，感染以后脓血郁积较深，同时伴有红肿热痛，故称为"疮"。如果疮疡红肿厉害，则是疮肿或痈肿。如果溃破化脓比较重，则叫疮毒或痈毒。

[3]白癜：即白癜风。局限性皮肤色素脱失的一种皮肤病。症见皮肤上边缘清楚、大小不等的白色斑块，多因风湿搏于肌肤、气血失和、血不荣肤所致。

[4]翳：遮蔽，障蔽。

白　及

白及味苦，功专收敛，
肿毒疮疡，外科最善。

白及味苦、甘、涩，性寒，归肺、胃、肝经。长于收敛止血，可用于治疗衄血、吐血、金创外伤出血，尤其适用于肺胃出血；消肿生肌，既能消散血中热毒，又能敛疮生肌，因此对于疮疡之未溃、已溃期均可应用，是治疗外疮的常用药。白及还可治疗手足皲裂、水火烫伤，总之，本品以善治外科病而见长。

主治　用于咯血，吐血，外伤出血，疮疡肿毒，皮肤皲裂。

用量用法　煎服，3~9克，入散剂每次2~5克。外用适量，止外伤出血，以及治疗疮疡、皲裂、烫伤均可研末处敷或调涂。

使用注意　不宜与川乌、制川乌、草乌、制草乌、附子同用。

蛇床子

蛇床辛苦，下气温中，
恶疮疥癞[1]，逐瘀祛风。

蛇床子味辛、苦，性温，有小毒，归肾经。能够温肾壮阳，是治疗肾虚阳痿、宫冷不孕的要药；燥湿祛风、杀虫止痒，是皮肤科及妇科的常用药，主治阴部湿痒、湿疮湿疹、疥癣瘙痒。

主治　用于阴痒带下，湿疹瘙痒，湿痹腰痛，肾虚阳痿，宫冷不孕。

用量用法　煎服，3~9克。外用煎汤熏洗或研末调敷。

使用注意　下焦有湿热或肾阴不足、相火易动及精关不固者忌用。

天　麻

天麻味辛，能驱头眩，
小儿惊痫[2]，拘挛瘫痪。

天麻味辛（今通常认为味甘），性平，归肝经。有平抑肝阳、息风止痉之功，能够祛除肝阳上亢所致的眩晕、头痛，治疗肝风内动所致的惊痫抽搐、小儿惊风等证；又能祛外风、通经络，常用于中风手足不遂、瘫痪，以及风湿痹证关节拘挛疼痛。

主治　用于小儿惊风，癫痫抽搐，破伤风，头痛眩晕，手足不遂，肢体麻木，风湿痹痛。

用量用法　煎服，3~9克。研末冲服，每次1~1.5克。

使用注意　气血虚甚者慎服。

---

[1]疥癞：疥疮，俗称头癣，由疥虫引起的传染性瘙痒性的皮肤病。

[2]惊痫：俗称"抽风"，此指小儿惊风，"轻者但身热面赤，睡眠不安，惊惕上窜，不发搐者，此名惊也。重者上视身强，手足举，发搐者，此名痫也。"见《小儿卫生总微论方》。

白附子

白附辛温，治面百病，
血痹[1]风疮，中风痰症。

白附子味辛、甘，性温，归胃、肝经。有燥湿化痰、祛风止痉、散寒止痛之功，可治疗体虚风邪入侵、肢体麻木的血痹，以及痰涎壅盛、阻于经络的中风。因其性升散上行，尤其擅治头面诸疾，如痰厥头痛、眩晕、偏头风、中风㖞斜等。又有解毒散结的作用，治疗瘰疬痰核、疮疡肿痛、毒蛇咬伤。

主治　用于中风痰壅，口眼㖞斜，语言謇涩，惊风癫痫，破伤风，痰厥头痛，偏正头痛，瘰疬痰核，毒蛇咬伤。

用量用法　煎服，3~6克。研末服，0.5~1克，宜炮制后用。外用适量。

使用注意　孕妇慎用；生品内服宜慎。

全　蝎

全蝎味辛，祛风痰毒，
口眼㖞（wāi）斜[2]，风
痫发搐。

全蝎味辛，性平，有毒，归肝经。能够祛风痰、通经络，主治中风引起的口眼㖞斜、半身不遂；又有息风止痉之力，是治疗痉挛抽搐的要药，善治小儿惊风、破伤风、癫痫所致的痉挛抽搐。

主治　用于肝风内动，痉挛抽搐，小儿惊风，中风口㖞，半身不遂，破伤风，风湿顽痹，偏正头痛，疮疡，瘰疬。

用量用法　煎服，3~6克。研末冲服，每次0.6~1克。外用适量。

使用注意　孕妇禁用。

蝉　蜕

蝉蜕（chán tuì）甘平，消
风定惊，杀疳（gān）[3]除
热，退翳侵睛。

蝉蜕味甘，性平（今通常认为性寒），归肺、肝经。有凉肝息风、止痉定惊之效，治疗小儿急慢惊风、破伤风所致的抽搐；并治小儿营养不良所致的疳积；疏散肝经风热，有明目退翳之功，治疗风热上攻或肝火上炎所致的目赤肿痛、翳膜遮晴。

主治　用于风热感冒，咽痛音哑，麻疹不透，风疹瘙痒，目赤翳障，惊风抽搐，破伤风。

用量用法　煎服，3~6克；或研末冲服。一般病证用量宜小，止痉用量宜大。

使用注意　孕妇慎用。

---

[1] 血痹：气血痹闭不行，以致肢体麻痹不仁的一种病证，多由气血虚弱、当风睡卧，或因劳汗出，风邪乘虚而入，使血气闭阻不通所致。症见身体不仁，肢节疼痛，脉微涩，尺脉小紧等。

[2] 㖞斜：嘴、眼等歪斜。

[3] 疳：小儿长期脾胃失调、运化不健，久则精液耗伤、精血不生、气血俱虚，引起形体与五脏的病变。以面黄肌瘦、毛发稀黄、食欲反常、肚腹膨胀、大便失调为主症。多见于5岁以内儿童。

僵 蚕

僵蚕味咸，诸风惊痫，
湿痰喉痹[1]，疮毒瘢痕。

僵蚕味咸、辛，性平，归肝、肺、胃经。能够息风止痉、化痰定惊，主治惊风、癫痫，尤以挟痰热者最为适宜；软坚散结化痰，常用于治疗痰核、瘰疬、喉痹；研末外敷能消除诸疮瘢痕。

主治 用于肝风夹痰，惊痫抽搐，小儿急惊，破伤风，中风口喎，风热头痛，目赤咽痛，风疹瘙痒，发颐痄腮。

用量用法 煎服，6~9克。研末冲服，每次1~1.5克。散风热宜生用，其他多炙用。

使用注意 心虚不宁、血虚生风者慎用。

蜈 蚣

蜈蚣味辛，蛇虺（huǐ）[2]
恶毒，止痉除邪，堕胎逐瘀。

蜈蚣味辛，性温，有毒，归肝经。有解蛇毒的作用，用于毒蛇咬伤；能够息风止痉镇惊，治疗小儿惊风、破伤风、癫痫、中风等多种原因引起的痉挛抽搐；又有祛恶血、逐瘀通经堕胎的作用，孕妇忌服。

主治 用于肝风内动，痉挛抽搐，小儿惊风，中风口喎，半身不遂，破伤风，风湿顽痹，偏正头痛，疮疡，瘰疬，蛇虫咬伤。

用量用法 煎服，3~6克。研末冲服，每次0.6~1克。

使用注意 孕妇禁用。

木鳖子

木鳖（biē）甘寒，能追疮毒，
乳痈[3]腰痛，消肿最速。

木鳖子味苦、微甘，性凉，有毒，归肝、脾、胃经。能够攻毒疗疮、消肿散结，并有生肌、止痛的作用，主治乳痈、疮疡、瘰疬、痔疮、干癣、秃疮等证，有很好的消肿功效；又有疏通经络之力，治疗腰疼、瘫痪、筋脉拘挛疼痛。

主治 用于疮疡肿毒，乳痈，瘰疬，痔瘘，干癣，秃疮。

用量用法 内服，0.9~1.2克，宜入丸、散。外用适量，油或醋调敷。

使用注意 孕妇慎用。

---

[1]喉痹：凡症见咽喉肿痛、声音嘶哑、吞咽困难等统称为喉痹，多发病急骤，无全身症状。

[2]虺：音悔，毒蛇。

[3]乳痈：从乳房红肿疼痛，乳汁排出不畅，以致结脓成痈的急性化脓性病症。

蜂 房

蜂房咸苦，惊痫瘈疭（chì
zòng）[1]，牙痛肿毒，瘰疬
（luǒ lì）肺痈。

蜂房味咸、苦（今通常认为味甘），性平，归胃经。功擅祛风，治疗惊风、癫痫、手足抽搐；单用或配伍细辛等煎汤漱口可止牙痛；能够攻毒散结、破积攻坚，为外科常用之品，治疗疮疡肿毒、乳痈、瘰疬等。

主治 用于疮疡肿毒，乳痈，瘰疬，皮肤顽癣，鹅掌风，牙痛，风湿痹痛。

用量用法 煎服，3~6克。外用适量，研末调敷或煎水漱口，或熏洗患处。

使用注意 体虚、便溏、腹泻、易过敏者及儿童不宜食用。

白花蛇

花蛇温毒，瘫痪喎斜，
大风疥癞，诸毒称佳。

白花蛇味甘、咸，性温，有毒，入肝经。能够祛风通络、定惊止搐，治疗风湿引起的肢体麻木或拘挛疼痛，以及中风瘫痪、口眼喎斜证。又能祛风止痒攻毒，治疗麻风、疥癣、皮肤瘙痒、瘰疬等，是治疗风毒壅滞诸证的佳品。

主治 用于风湿顽痹，麻木拘挛，中风口眼喎斜，半身不遂，抽搐痉挛，破伤风，麻风，疥癣。

用量用法 煎服，3~4.5克。研末冲服1~1.5克。

使用注意 阴疽及脾胃虚寒者忌用。

蛇 蜕

蛇蜕辟恶，能除翳膜，
肠痔蛊毒[2]，惊痫搐搦
（chù nuò）[3]。

蛇蜕味咸、甘，性平，归肝经。能够退翳明目，治疗目生翳膜；解毒消肿，治疗痔疮肿痛、痈疽疔毒、喉痹；杀虫止痒，治疗皮肤疥癣和各种虫毒；祛风定惊，治疗惊风癫痫、抽搐等症。

主治 用于小儿惊风，抽搐痉挛，翳障，喉痹，疔肿，皮肤瘙痒。

用量用法 煎服，1.5~3克。研末，每次0.3~0.6克。外用适量。

使用注意 孕妇忌服。

---

[1]瘈疭：症见手足伸缩交替、抽动不已。筋脉拘急曰瘈，筋脉弛张曰疭。

[2]蛊毒：蛊泛指由虫毒积聚、络脉瘀塞引起的胀满、积块的疾患。蛊毒症状复杂、变化不一，病情一般较重。

[3]搐搦：即四肢抽搐，是不随意运动的表现，是神经-肌肉疾病的病理现象，表现为横纹肌的不随意收缩。

槐 花

槐花味苦，痔漏[1]肠风，
大肠热痢，更杀蛔虫。

槐花味苦，性微寒，归肝、大肠经。苦降下行，善清泄大肠之火热而止血，主治下部血热所致的痔疮肛漏下血和大便下血；有清热凉血之功，可治疗大肠有热的痢疾。此外，还有驱杀蛔虫的功效。

主治 用于便血，痔血，血痢，崩漏，吐血，衄血，肝热目赤，头痛眩晕。

用量用法 煎服，9~15克。止血多炒炭用，清热凉血宜生用。

使用注意 脾胃虚寒及阴虚发热而无实火者慎用。

鼠粘子

鼠粘（nián）子辛，能除
疮毒，瘾（yǐn）疹[2]风热，
咽痛可逐。

鼠粘子又名牛蒡子，味辛、苦，性寒，归肺、胃经。能够解毒消肿，治疗痈肿疮毒、丹毒、痄腮、喉痹等热毒病证；疏散风热，透泄热毒，治疗麻疹不透、风疹瘙痒；宣肺利咽，善除风热感冒、咽喉肿痛。

主治 用于风热感冒，咳嗽痰多，麻疹，风疹，咽喉肿痛，痄腮，丹毒，痈肿疮毒。

用量用法 煎服，6~12克。

使用注意 气虚便溏者忌。

茵 陈

茵陈味苦，退疸除黄，
泻湿利水，清热为凉。

茵陈味苦、辛，性微寒，归脾、胃、肝、胆经。善于清利脾胃、肝胆湿热，使之从小便而解，利胆退黄，是治疗黄疸的要药。清热利湿，可用于湿热内蕴诸证。

主治 用于黄疸尿少，湿温暑湿，湿疮瘙痒。

用量用法 煎服，10~30克。外用煎汤熏洗，治疗湿疮瘙痒。

使用注意 蓄血发黄、血虚萎黄者慎用。

红 花

红花辛温，最消瘀热，
多则通经，少则养血。

红花味辛，性温，归心、肝经。最善活血化瘀，能治疗血瘀化热；多用可通经化瘀，小剂量使用有养血之功。

主治 用于经闭，痛经，恶露不行，癥瘕痞块，胸痹心痛，瘀滞腹痛，胸胁刺痛，跌仆损伤，疮疡肿痛。

用量用法 煎服，3~12克。

使用注意 孕妇慎用。

---

[1]痔漏：病名。指痔疮合并肛瘘者。痔与漏为见于肛门内外的两种不同形状的疾患。凡肛门内外生有小肉突起为痔；凡孔窍内生管，出水不止者为漏。

[2]瘾疹：中医病名。又称为"风疹块"，瘾疹是一种皮肤出现红色或苍白风团，时隐时现的瘙痒性、过敏性皮肤病。

蔓荆子

蔓荆子苦，头痛能医，
拘挛湿痹，泪眼可除。

蔓荆子味辛、苦，性微寒，归膀胱、肝、胃经。功能疏散风热、清利头目，治疗风热上攻的头痛、目赤肿痛、耳鸣耳聋；还有祛风止痛之功，用于治疗风湿痹痛、四肢拘挛；对于目痛多泪的眼疾也有较好疗效。

主治　外感头痛，偏正头风，昏晕目暗，赤眼多泪，目睛内痛，齿龈肿痛，湿痹拘挛。

用量用法　煎服，6~9克。

使用注意　血虚有火之头痛目眩及胃虚者慎服。

马兜铃

兜铃苦寒，能熏痔漏，
定喘消痰，肺热久嗽。

马兜铃味苦、微辛，性寒，归肺、大肠经。能够清除大肠积热而治疗痔漏肿痛或出血，既可内服，又可煎汤熏洗。又能清肺化痰、止咳平喘，治疗肺热痰多咳喘或肺虚久咳。

主治　用于肺热咳喘，痰中带血，肠热痔血，痔疮肿痛。

用量用法　煎服，3~9克。外用适量，煎汤熏洗。一般生用，肺虚久咳宜炙用。

使用注意　本品含马兜铃酸，可引起肾脏损害等不良反应；儿童及老年人慎用；孕妇、婴幼儿及肾功能不全者禁用。

百　合

百合味甘，安心定胆，
止嗽消浮，痈疽（jū）[1]
可啖（dàn）[2]。

百合味甘，性微寒，归肺、心、胃经。能够养阴清心、定惊安神，主治阴虚火旺所致的心烦、惊悸、失眠、神志不安；又能滋阴润肺、止咳化痰，用于阴虚燥咳、劳嗽咳血，面目虚浮。此外，还可清热消痈，痈疽可以配伍应用本品。

主治　用于阴虚燥咳，劳嗽咳血，虚烦惊悸，失眠多梦，精神恍惚。

用量用法　煎服，6~12克。蜜炙可增强润肺作用。

使用注意　凡风寒咳嗽、虚寒出血、脾虚便溏者忌用。妇女胎前产后、月经期、哺乳期，均当慎用或忌用。

秦　艽

秦艽（jiāo）微寒，除湿荣[3]筋，肢节风痛，下血骨蒸。

秦艽味辛、苦，性微寒（今通常认为性平），归胃、肝、胆经。功能散风除湿、荣筋通络、通痹止痛，因其润而不燥，被称为风中之润剂，常用于治疗风湿痹痛、筋脉拘挛、肢体疼痛，以及中风半身不遂、口眼㖞斜、言语不利；又能退虚热、除骨蒸，治疗骨蒸潮热；此外，还有治疗痔疮下血的功效。

主治　用于风湿痹痛，中风半身不遂，筋脉拘挛，骨节酸痛，湿热黄疸，骨蒸潮热，小儿疳积发热。

用量用法　煎服，3~9克。

使用注意　久痛虚羸、溲多、便滑者忌服。

---

[1]痈疽：是一种毒疮。多发生于体表、四肢、内脏的急性化脓性疾患。

[2]啖：音旦，吃的意思。

[3]荣：中医称血气为"荣卫"。血为荣，气为卫。这里也有营养之意。

紫 菀

紫菀(wǎn)苦辛，痰喘咳逆，
肺痈吐脓，寒热并济。

紫菀味苦、辛、甘，性微温，归肺经。长于润肺化痰止咳，可治疗风寒或风热犯肺、肺气不宣的咳嗽气喘，肺热壅盛所致的肺痈、咳吐脓血，阴虚劳嗽、痰中带血等证。因本品温而不热，润而不燥，药性平和，凡咳嗽之病证，无论外感、内伤，病程长短，寒热虚实，均可用之。

主治 用于痰多喘咳，新久咳嗽，劳嗽咳血。

用量用法 煎服，6~9克。外感、痰湿咳嗽宜生用，肺虚久咳宜蜜炙用，以增强润肺之力。

使用注意 凡属阴虚火亢的燥咳、实热咳嗽等，非有适当配伍，均不宜用。

款冬花

款花甘温，理肺消痰，
肺痈喘咳，补劳除烦。

款冬花味甘（今通常认为味辛、微苦），性温，归肺经。功能理肺降气、化痰平喘、润肺止咳，因药性平和、润而不燥，咳喘无论寒热虚实，均可随证配伍应用。故可用于实证的肺热壅盛、肺痈喘咳，又可用于虚证的阴虚咳嗽、心烦内热以及气虚劳嗽。

主治 用于新久咳嗽，喘咳痰多，劳嗽咳血。

用量用法 煎服，6~9克。外感、痰湿咳嗽宜生用，肺虚久咳宜蜜炙用。

使用注意 辛温之品，咳血或肺痈咳吐脓血者慎用。

金沸草

金沸草寒，消痰止嗽，
明目祛风，逐水尤妙。

金沸草味咸，性寒（今通常认为性微温），归肺、大肠经。能够降气化痰止咳，善治外感咳嗽痰多气喘证；又有祛风明目和祛逐水饮的作用。

主治 用于外感风寒，痰饮蓄结，咳喘痰多，胸膈痞满。

用量用法 煎服，5~10克。

使用注意 阴虚劳咳及温热燥嗽者忌用。

桑 皮

桑皮甘辛，止嗽定喘，
泻肺火邪，其功不少。

桑白皮味甘，性寒，归肺经。能够止咳平喘、清泻肺火，对于肺热咳嗽气喘，功效显著。

主治 用于肺热喘咳，水肿胀满尿少，面目肌肤浮肿。

用量用法 煎服，6~15克。泻肺利水、平肝清火宜生用，肺虚咳嗽宜蜜炙用。

使用注意 肺虚无火力、便多及风寒咳嗽忌服。

杏 仁

杏仁温苦，风寒喘嗽，
大肠气闭，便难切要。

杏仁味苦，性微温，有小毒，归肺、大肠经。能够止咳平喘、肃降肺气，是治疗咳喘之要药。又能润肠通便、行气降气，是治疗大肠气滞的大便闭结不通，以及津亏肠燥便秘的常用药。

主治 用于咳嗽气喘，胸满痰多，肠燥便秘。

用量用法 煎服，3~9克。宜打碎先煎。

使用注意 内服不宜过量，以免中毒。

乌 梅

乌梅酸温，收敛肺气，
止渴生津，能安泻痢。

乌梅味酸、涩，性温（今通常认为性平），归肝、脾、肺、大肠经。能够收敛肺气而止咳嗽，主治肺虚久咳少痰或干咳无痰证；善生津液、止烦渴，治疗虚热烦渴；又有涩肠之功，是治疗久泻、久痢的常用药。

主治 用于肺虚久咳，久泻久痢，虚热消渴，蛔厥呕吐腹痛。

用量用法 煎服，3~9克。炒炭后涩性增强，长于收敛、止泻止血，常用于妇科崩漏血下不止。

使用注意 外有表邪或内有实热积滞者均不宜服。

天花粉

天花粉寒，止渴祛烦，
排脓消毒，善除热利。

天花粉即栝楼根，味甘、微苦，性微寒，归肺、胃经。长于清泻肺、胃之火，生津止渴、泻火除烦，治疗热病津伤的烦热口渴、内热消渴；清热解毒、消肿排脓，治疗疮疡肿毒，于未成脓期可消肿解毒，成脓期可溃疮排脓；还善清化热痰，治疗肺热痰喘。

主治 用于热病烦渴，肺热燥咳，内热消渴，疮疡肿毒。

用量用法 煎服，9~15克。

使用注意 孕妇慎用；不宜与川乌、制川乌、草乌、制草乌、附子同用。

瓜蒌仁

瓜蒌（lóu）仁寒，宁嗽化痰，
伤寒结胸[1]，解渴止烦。

瓜蒌仁味甘、微苦，性寒，归肺、胃、大肠经。功能清热化痰、润肠止咳，既能治疗痰热阻肺之咳嗽痰黄、质黏难咯者，又可治疗燥热伤肺之干咳无痰或痰少质黏、咳吐不利者；有行气化痰、开郁散结之功，治疗胸痹疼痛、痰热结胸；又可生津除烦，解除热病烦渴。

主治 用于肺热咳嗽，痰浊黄稠，胸痹心痛，结胸痞满，乳痈，肺痈，肠痈，大便秘结。

用量用法 煎服，9~15克，打碎入煎剂。

使用注意 不宜与川乌、制川乌、草乌、制草乌、附子同用。

---

[1] 结胸：指邪气内结，胸腹胀满疼痛，手不可近的证候。

密蒙花

密蒙花甘，主能明目，
虚翳青盲[1]，服之效速。

密蒙花味甘，性微寒，归肝、胆经。既能清肝泻火、明目退翳，治疗肝经实证，又可养肝明目治疗肝经虚证，主治肝火上炎之目赤肿痛、风火上攻所致之羞明多泪，以及肝血亏虚之翳障、青盲、目暗干涩、视物昏花。

主治　用于目赤肿痛，多泪羞明，目生翳膜，肝虚目暗，视物昏花。

用量用法　煎服，9~15克。

使用注意　目疾属阳虚内寒者慎服。

菊　花

菊花味甘，除热祛风，
头晕目赤，收泪殊功。

菊花味辛、甘、苦，性微寒，归肺、肝经。功能疏风散热，治疗风热感冒或温病初起；清解肝热、平抑肝阳，常用于治疗肝阳上亢所致的头晕目眩、肝火上炎所致的目赤肿痛；对于目赤昏花、视物不清、多泪等眼科疾患，均有较好疗效。

主治　用于风热感冒，头痛眩晕，目赤肿痛，眼目昏花，疮痈肿毒。

用量用法　煎服，6~12克。

使用注意　疏散风热宜用黄菊花，平肝、清肝明目宜用白菊花。

木　贼

木贼味甘，益肝退翳，
能止月经，更消积聚。

木贼味甘、苦，性平，归肺、肝经。功能疏散肝经风热、明目退翳，主要用于风热上攻所致的目赤肿痛、多泪、目生翳障；兼有止血之功，多与其他止血药配伍，治疗月经过多等出血证；又有消瘀血、除积聚的功能。

主治　用于风热目赤，迎风流泪，目生云翳。

用量用法　煎服，3~9克。

使用注意　气血虚者慎服。

决明子

决明子甘，能祛肝热，
目痛收泪，仍止鼻血。

决明子味甘、苦、咸，性微寒，归肝、大肠经。长于清肝明目，治疗肝经风热所致的目赤肿痛、多泪不收；又可止肝热犯肺所致的鼻出血。

主治　用于目赤涩痛，羞明多泪，头痛眩晕，目暗不明，大便秘结。

用量用法　煎服，9~15克。用于润肠通便，不宜久煎。

使用注意　可致轻泻，便溏泄泻者慎用。

---

[1]青盲：中医病名。指眼外观无异常，无赤痛、无翳障，而逐渐失明者。多由肝肾亏虚、精不能上达养目而致。

犀　角

犀角酸寒，化毒辟（pì）邪[1]，
解热止血，消肿毒蛇。

犀角味苦、酸、微咸，性寒，归心、肝经。能够泻火解毒、除秽辟邪，治疗温病热入血分所致的高热、神昏、谵语、惊风抽搐；有清热凉血止血之功，用于血热妄行所致的斑疹、吐衄；又能解毒消肿，治疗痈疮肿毒、毒蛇咬伤。

用量用法　1~3克，磨汁或锉末冲服为佳。

羚羊角

羚羊角寒，明目清肝，
却惊解毒，神志能安。

羚羊角味咸，性寒，归肝、心经。善于清泻肝火而明目，治疗肝火上炎之目赤、流泪；有平肝息风、镇惊止痉之功，是治疗惊厥抽搐的要药，尤其适宜于热极生风所致的抽搐；能清热解毒、凉血散血，用于温病壮热神昏、温毒发斑；还有镇惊安神的作用，用于肝阳上亢或肝火上炎所致的失眠、烦躁不安。

主治　用于肝风内动，惊痫抽搐，妊娠子痫，高热痉厥，癫痫发狂，头痛眩晕，目赤翳障，温毒发斑，痈肿疮毒。

用量用法　煎服，1~3克，宜单煎2小时以上。磨汁或研粉服，每次0.3~0.6克。

使用注意　脾虚慢惊患者禁服。

龟　甲

龟甲味甘，滋阴补肾，
逐瘀续筋，更医颅囟（xìn）[2]。

龟甲味甘，性寒，归肾、肝、心经。长于滋补肾阴，兼能滋养肝阴，多用于肝肾阴虚引起的阴虚阳亢、阴虚内热、虚风内动诸证；有止血之功，并有逐瘀血的作用，尤宜于阴虚血热、冲任不固之崩漏或月经过多；滋肾可健骨，养肝可强筋，故又可用于肝肾不足之筋骨不健、腰膝酸软；更能治疗小儿肾虚所致的鸡胸、龟背、囟门不合等发育不良诸证。

主治　用于阴虚潮热，骨蒸盗汗，头晕目眩，虚风内动，筋骨痿软，心虚健忘，崩漏经多。

用量用法　煎服，9~24克，宜先煎。多醋制用。

使用注意　孕妇及胃有寒湿者忌用。

---

[1]辟邪：邪僻，不正派。

[2]颅囟：小儿初生时囟门未合，到一定的发育阶段逐渐闭合，这里指肾虚发育不良、逾期囟门不闭的病证。古人亦常以"颅囟"代指儿科，如现存最早的儿科著作《颅囟经》即以此为名。

鳖 甲

鳖甲咸平，劳嗽骨蒸，
散瘀消肿，去痞除崩。

鳖甲味甘、咸，性平（今通常认为性寒），归肝、肾经。能够滋补肝肾之阴，退热除蒸，善治虚劳咳嗽、骨蒸潮热、阴虚阳亢、虚风内动，以及温病后期阴液耗伤、邪伏阴分诸证。还长于软坚散结、祛瘀消肿，常与活血化瘀药、行气化痰药配伍，祛除痞块癥瘕积聚，入血分还可用于妇科经脉不通、经闭、崩漏等。

主治 用于阴虚发热，骨蒸劳热，阴虚阳亢，头晕目眩，虚风内动，手足瘛疭，经闭，癥瘕，久疟疟母。

用量用法 煎服，9~24克，宜先煎。多醋制用。

使用注意 孕妇及脾胃虚寒者忌用。

海蛤壳

海蛤（gé）味咸，清热化痰，
胸痛水肿，坚软结散[1]。

海蛤壳味咸，性寒，归肺、胃经。功能清肺化痰泻火，治疗热痰咳喘、痰稠色黄，以及痰火灼伤肺络所致的胸痛咯吐痰中带血；利水消肿，治疗水肿、小便不利；软坚散结，治疗瘿瘤、痰核等。

主治 用于痰火咳嗽，胸胁疼痛，痰中带血，瘰疬瘿瘤，胃痛吞酸；外治湿疹，烫伤。

用量用法 煎服，9~15克，蛤粉宜包煎。

使用注意 气虚有寒、中阳不运者慎用。

桑寄生

桑上寄生，风湿腰痛，
安胎止崩，疮疡亦用。

本品是桑寄生科的寄生植物，味苦、甘，性平，归肝、肾经。能够祛风湿、补肝肾、强筋骨，治疗风湿痹证，尤其宜于痹证日久、肝肾亏虚、腰膝酸软、筋骨无力者；又能补肝肾而固冲任，常用于治疗肝肾亏虚引起的月经过多、崩漏、妊娠下血、胎动不安；此外，还可用于金创、痈疡等外科病证。

主治 用于风湿痹痛，腰膝酸软，筋骨无力，崩漏经多，妊娠漏血，胎动不安，头晕目眩。

用量用法 煎服，9~15克。

使用注意 桑寄生有一定的毒性，口服后可有头痛、目眩、胃不适、食欲不振、腹胀、口干等表现，中毒后可出现惊厥、呼吸麻痹等。切不可过量或滥用，中毒后主要进行对症治疗和支持疗法。

---

[1]坚软结散：软，软化。坚，体内坚硬的肿块。坚软结散，就是软化肿块，让聚结散开。

火麻仁

火麻味甘，下乳催生，

润肠通结，小水[1]能行。

火麻仁味甘，性平，归脾、胃、大肠经。甘润滑利，有下乳催生的作用，可用于乳少、难产；长于润肠通便，兼能滋养补虚，适用于老人、产妇及体弱津血不足的肠燥便结；此外，还有通利小便的功能。

主治 用于血虚津亏，肠燥便秘。

用量用法 煎服，9~15克。宜打碎入煎剂。

使用注意 打碎入煎。肠滑者尤忌。

山豆根

山豆根苦，疗咽肿痛，

敷蛇虫伤，可救急用。

山豆根味苦，性寒，有毒，归肺、胃经。长于清肺火、解热毒、利咽消肿，是治疗咽喉肿痛的要药，常用于热毒蕴结所致的咽喉肿痛、乳蛾、喉痹，又能外敷用于虫蛇咬伤的急救。

主治 用于火毒蕴结，乳蛾喉痹，咽喉肿痛，齿龈肿痛，口舌生疮。

用量用法 煎服，3~6克。外用适量。

使用注意 脾胃虚寒者慎用。本品有毒，过量服用易引起呕吐、腹泻、胸闷、心悸等，严重者可因呼吸衰竭而致死亡。

益母草

益母草甘，女科为主，

产后胎前，生新去瘀。

益母草又名坤草，味甘（今通常认为味辛、苦），性微寒，归心、肝、膀胱经。以治疗妇科疾病为主，善活血调经、祛瘀生新，常用于血瘀所致的经闭、痛经、月经不调，产后瘀滞所致的腹痛、恶露不尽，以及难产、胎衣不下等。对于妇科胎前调经、产后通瘀，均有较好疗效，是妇产科之要药。

主治 用于月经不调，痛经经闭，恶露不尽，水肿尿少，疮疡肿毒。

用量用法 煎服，9~30克，或熬膏。

使用注意 孕妇慎用。

紫　草

紫草苦寒，能通九窍，

利水消膨，痘疹[2]最要。

紫草味苦（今通常认为味甘、咸），性寒，归心、肝经。其性滑利善通九窍，既能滑肠而通大便，又能利水而通小便，使水湿从下而解，治疗水肿腹胀；更善清热凉血、解毒透疹，适用于血分有热的斑疹痘毒以及麻疹不透。

主治 用于血热毒盛，斑疹紫黑，麻疹不透，疮疡，湿疹，水火烫伤。

用量用法 煎服，6~10克。外用适量，熬膏或油浸涂于患处，治疗疮疡、湿疹、水火烫伤。

使用注意 脾虚便溏者忌用。

---

[1] 小水：小便。

[2] 痘疹：一般指天花。天花是由天花病毒感染人引起的一种烈性传染病，病愈后可获终生免疫。

紫 葳

紫葳（wēi）味酸，调经止痛，
崩中带下^[1]，癥瘕通用。

紫葳又名凌霄花，味酸、辛，性微寒，归肝、心包经。有活血通经止痛之功，治疗妇科血瘀所致的痛经、经闭腹痛；又有凉血止血之效，可治疗血热所致的崩漏下血、带下证；能够破瘀散结，是瘀血内结、癥瘕积聚的通用药。

主治 用于月经不调，经闭癥瘕，产后乳肿，风疹发红，皮肤瘙痒，痤疮。

用量用法 煎服，3~9克。

使用注意 孕妇慎用。

地肤子

地肤子寒，去膀胱热，
皮肤瘙痒，除热甚捷。

地肤子味辛、苦，性寒，归肾、膀胱经。善清膀胱湿热、利尿通淋，治疗湿热所致的小便不利、淋漓涩痛；又能清热利湿、祛风止痒，内服或外洗治疗风疹、湿疹瘙痒以及阴痒带下，除热的疗效颇为快捷。

主治 用于小便涩痛，阴痒带下，风疹，湿疹，皮肤瘙痒。

用量用法 煎服，9~15克。外用适量，煎汤外洗。

使用注意 内无湿热、小便过多者忌服，恶螵蛸。

楝根皮

楝（liàn）根性寒，能追诸虫，
疼痛立止，积聚立通。

楝根皮味苦，性寒，有毒，归肝、脾、胃经。有较强的杀虫作用，可驱杀多种肠道寄生虫，消除虫证腹痛、通利虫积结聚的功效甚为快捷。

主治 用于蛔虫病，蛲虫病，虫积腹痛；外治疥癣瘙痒。

用量用法 煎服，4.5~9克，文火久煎。外用适量，有清热燥湿、杀虫止痒的功能，可治疗疥疮、头癣、湿疮、湿疹瘙痒等证。

使用注意 孕妇及肝肾功能不全者慎用。

樗根白皮

樗（chū）^[2]根味苦，泻痢带崩，肠风痔漏，燥湿涩精^[3]。

樗根白皮味苦、涩，性寒，归大肠、胃、肝经。功能清热燥湿、涩肠止泻、收敛止血，治疗久泻久痢、崩漏带下、肠风下血、痔漏出血；并可涩精，治疗遗精滑精。

主治 用于蛔虫病，蛲虫病，虫积腹痛；外治疥癣瘙痒。

用量用法 煎服，3~9克。

使用注意 孕妇及肝肾功能不全者慎用。

---

[1] 崩中带下：指妇女不在行经期间，阴道大量出血为崩；持续出血，淋漓不断为漏。妇女阴道内流出一种黏稠或稀薄的液体，绵绵不断如带状，称为带下。

[2] 樗：音初。即臭椿树。

[3] 涩精：治疗滑精、早泄。

泽 兰

泽兰甘苦，痈肿能消，
打扑伤损，肢体虚浮。

泽兰味苦、甘（今通常认为味苦、辛），性微温，归肝、脾经。功能活血化瘀、消肿止痛，治疗痈疮肿毒、跌打损伤瘀肿疼痛；又能利水消肿，用于水肿、腹水、肢体浮肿，对于水瘀互阻的水肿尤为适宜。

主治 用于月经不调，经闭，痛经，产后瘀血腹痛，疮痈肿毒，水肿腹水。

用量用法 煎服，9~15克。

使用注意 泽兰为活血祛瘀之品，无瘀血者及血虚者应慎用。

牙 皂

牙皂味辛，通关利窍，
敷肿痛消，吐风痰妙。

牙皂味辛、咸，性温，有小毒，归肺、大肠经。性善走窜，有通关利窍之功，治疗顽痰阻于肺窍；又有取嚏、催吐的作用，可吹鼻取嚏或调灌催吐，以豁痰开窍醒神，治疗中风、痰厥、癫痫、喉痹等痰涎壅盛、关窍阻闭之危急重证，对于风痰所致的痰涌窍闭、卒然昏仆有较好疗效。

主治 用于中风口噤，昏迷不醒，癫痫痰盛，关窍不通，喉痹痰阻，顽痰喘咳，咯痰不爽，大便燥结；外治痈肿。

用量用法 研末服，1~1.5克。煎服，1.5~5克。外用适量，吹鼻取嚏；熬膏外敷还可治疗疮肿未溃、皮癣瘙痒。

使用注意 孕妇及咯血、吐血患者禁用。

芜 荑

芜荑（wú yí）味辛，驱邪
杀虫，痔瘻癣（xuǎn）疥[1]，
化食除风。

芜荑味辛、苦，性温，归脾、胃经。长于杀虫消积，治疗蛔虫、蛲虫、绦虫所致的面黄、腹痛；外敷可治疗痔瘘、瘰疬、疥癣、皮肤恶疮；内服还有消化食积、驱除脏腑风冷的作用。

主治 用于虫积腹痛、小儿疳泻、冷痢、疥癣、恶疮。

用量用法 煎服，3~9克。入丸、散，每次2~3克。外用适量，研末调敷。

使用注意 脾胃虚弱者慎服。

---

[1] 癣疥：皮肤病名。癣，由霉菌引起的某些皮肤病的统称，患处常发痒，如头癣、手癣、体癣、足癣等。疥，一种传染性皮肤病，非常刺痒，是疥虫寄生而引起的，通常称"疥疮"，亦称"疥癣"。

雷 丸

雷丸味苦，善杀诸虫，
癫痫蛊毒，治儿有功。

雷丸味微苦，性寒，有小毒，归胃、大肠经。善杀虫消积，作用广泛，对多种肠道寄生虫均有驱杀作用，尤以驱杀绦虫为佳，能够治疗因虫积而致的癫痫，以及形瘦腹大的蛊毒证；又能开滞消疳，对于小儿疳积、虫证均有较好疗效。

主治 用于绦虫病，钩虫病，蛔虫病，虫积腹痛，小儿疳积。

用量用法 不宜入煎剂。入丸、散，15~21克；或饭后温水调服，每次5~7克，每日3次，连服3天。

使用注意 本品不宜煎服。无虫积者禁服，有虫积而脾胃虚寒者慎服。

胡麻仁

胡麻仁甘，疗[1]肿恶疮，
熟补虚损，筋壮力强。

胡麻仁味甘，性平，归肝、脾、肾经。生用外敷可治疗肿毒恶疮；熟用内服可补益肝肾、强健筋骨，治疗精亏血虚引起的头晕眼花、须发早白、腰膝酸软、四肢无力。

主治 润燥滑肠，滋养肝肾。用于津枯血燥、大便秘结，病后体虚、眩晕乏力等症。

用量用法 煎服，9~15克。外用适量。

苍耳子

苍耳子苦，疥癣细疮，
驱风湿痹，瘙痒堪尝。

苍耳子味辛、苦，性温，有毒，归肺经。可治疗疥癣、风疹、麻风以及细小的湿疹、湿疮等皮肤疾患；能够祛风除湿、通络散寒，多用于风湿痹痛；对于皮肤瘙痒，有较好疗效。

主治 用于风寒头痛，鼻塞流涕，鼻鼽，鼻渊，风疹瘙痒，湿痹拘挛。

用量用法 煎服，3~9克。

使用注意 血虚头痛者忌用。

蕤 仁

蕤（ruí）仁味甘，风肿烂弦[2]，热胀胬（nǔ）[3]肉，眼泪立痊。

蕤仁味甘，性寒，归肝经。有祛风散热明目的作用，善治风热引起的目赤肿痛、眼睛边缘赤粒、眼球热胀、胬肉遮睛、多泪等眼病。

主治 用于目赤肿痛，睑弦赤烂，目暗羞明。

用量用法 煎服，3~9克。外用适量，煎汤外洗。

使用注意 目疾非头风热，而因肝肾两虚者，不宜用。

---

[1] 疗：疗疮。中医指发病迅速并有全身症状的小疮，坚硬而根深，形状像钉。

[2] 弦：眼弦，又名胞沿、胞弦、眼沿。今称睑缘，上下眼睑的游离缘。

[3] 胬肉：高突于疮口之肉芽。这里是指胬肉攀睛，多由心、肺二经风热壅盛或阴虚火炎、气血瘀滞而成，症见眦部血脉丛生，胬肉似昆虫翼状，横贯白睛，渐侵黑睛，甚至掩及瞳神，自觉磣涩不适，影响视力。

青葙子

青葙子苦，肝脏热毒，
暴发赤障，青盲可服。

青葙子味苦，性微寒，归肝经。善于清泻肝经热毒，明目退翳，治疗因肝经实火所致的突发性目赤肿痛、眼生翳障、视物昏花等，还可用于"青盲"证。

主治 用于肝热目赤，目生翳膜，视物昏花，肝火眩晕。

用量用法 煎服，9~15克。

使用注意 本品有扩散瞳孔作用，青光眼患者禁用。

谷精草

谷精草辛，牙齿风痛，
口疮咽痹，眼翳通用。

谷精草味辛、甘，性平，归肝、肺经。善疏散头面风热，治疗风热上攻所致的头痛、齿痛、口舌生疮、咽喉肿痛、目赤肿痛、眼生翳障。是目生翳障的常用药。

主治 用于风热目赤，肿痛羞明，眼生翳膜，风热头痛。

用量用法 煎服，3~9克。

使用注意 阴虚血亏之眼疾者不宜用。

白　薇

白薇大寒，疗风治疟，
人事不知，鬼邪堪却。

白薇味苦、咸，性寒，归胃、肝、肾经。善清血分之热，治疗疟疾经久不愈，身热不退；清热凉血、益阴除热，既能清实热，又能退虚热，可用于温病热入营血高热神昏、不省人事，以及产后血虚发热、昏厥证。

主治 用于温邪伤营发热，阴虚发热，骨蒸劳热，产后血虚发热，热淋，血淋，痈疽肿毒。

用量用法 煎服，4.5~9克。

使用注意 脾胃虚寒、食少便溏者不宜服用。

白　蔹

白蔹（liǎn）微寒，儿疟惊痫，
女阴肿痛，痈疔可啖。

白蔹味苦、辛，性微寒，归心、胃经。功能清热解毒，治疗小儿疟疾以及因热盛动风而引起的惊痫；又能解毒消痈、敛疮生肌、消肿止痛，治疗疮痈肿毒、瘰疬痰核、妇女阴部肿痛等。

主治 用于痈疽发背，疔疮，瘰疬，烧烫伤。

用量用法 煎服，4.5~9克。外用适量，煎汤外洗或研末外敷。

使用注意 不宜与川乌、制川乌、草乌、制草乌、附子同用。

青 蒿

青蒿（hāo）气寒，童便熬膏，
虚汗盗汗，除骨蒸劳。

青蒿味苦、辛，性寒，归肝、胆经。长于清透虚热、凉血除蒸，可用童便熬膏，治疗阴虚发热、劳热骨蒸、潮热盗汗。

主治 用于温邪伤阴，夜热早凉，阴虚发热，骨蒸劳热，暑邪发热，疟疾寒热，湿热黄疸。

用量用法 煎服，6~12克，不宜久煎。或鲜品绞汁服，常用于解暑、截疟。

使用注意 脾胃虚弱、肠滑泄泻者忌服。

茅 根

茅根味甘，通关逐瘀，
止吐衄血，客热[1]可去。

白茅根味甘，性寒，归肺、胃、膀胱经。功能通关窍、利小便，有利水消肿、利尿通淋、利湿退黄的作用，治疗水肿、热淋、黄疸；又能清热凉血止血，治疗多种血热出血证，如鼻衄、吐血、咯血、尿血、血淋等，因其兼有化瘀之效，止血而不留瘀，尤其适用于血热挟瘀的出血证；善清肺胃之热，对于热邪客于肺、胃所致的咳嗽、呕吐，有较好疗效。

主治 用于血热吐血，衄血，尿血，热病烦渴，湿热黄疸，水肿尿少，热淋涩痛。

用量用法 煎服，15~30克。鲜品加倍，以鲜品为佳，可捣汁服。炒炭止血之力增强。

使用注意 脾胃虚寒、腹泻便溏者忌用。

大小蓟

大小蓟（jì）苦，消肿破血，
吐衄咯唾，崩漏可啜
（chuò）[2]。

大蓟、小蓟味甘、苦，性凉，归心、肝经。功能凉血解毒、散瘀消肿，治疗疮痈肿毒，以及内痈如肠痈、肺痈等；善于凉血止血，主治血热妄行所致的吐血、衄血、咯血、唾血、崩漏下血等出血证。

主治 用于衄血，吐血，尿血，便血，崩漏，外伤出血，痈肿疮毒。

用量用法 煎服，9~15克。鲜品可用30~60克。外敷多用于外痈。

使用注意 脾胃虚寒、便溏泄泻者慎用。

---

[1]客热：外来的热邪。

[2]啜：食，饮。

枇杷叶

枇杷叶苦，偏理肺脏，
吐哕不止，解酒清上。

枇杷叶味苦，性微寒，归肺、胃经。主入肺经，能够清肺降气止咳，是治疗肺热肺燥引起的咳嗽、气喘的要药；又能入胃经，清胃热、降胃气而治疗胃热呕哕、呃逆。

主治　用于肺热咳嗽，气逆喘急，胃热呕逆，烦热口渴。

用量用法　煎服，6~9克。止咳宜炙用，止呕宜生用。

使用注意　本品清泄苦降，凡寒嗽及胃寒作呕者不宜用。

木　律

木律大寒，口齿圣药，
瘰疬能治，心烦可却。

木律又名胡桐泪、石律，味苦、咸，性寒，归肺、胃经。长于治疗齿痛、牙疳、齿龈出血，前人称其"治口齿家为最要之物"；功能清热解毒、化痰软坚，治疗咽喉肿痛、瘰疬、痔疮等；性寒能降火热而除心烦。

主治　用于清热解毒，化痰软坚。主咽喉肿痛，齿痛，牙疳，中耳炎，瘰疬，胃痛。

用量用法　煎服，6~9克；或入丸、散。外用煎水含漱，或研末撒患处。

使用注意　多服令人吐。胃家虚寒不食者勿用。

射　干

射干味苦，逐瘀通经，
喉痹口臭，痈毒堪凭。

射干味苦，性寒，归肺经。能够逐瘀血、通经闭，治疗妇女血瘀不行所致的月经不通；清肺泻火、利咽消肿，主治热毒痰火上壅所致的咽喉肿痛、口臭；此外，功能解毒消痈，治疗疮疡肿毒，可局部外敷。

主治　用于热毒痰火郁结，咽喉肿痛，痰涎壅盛，咳嗽气喘。

用量用法　煎服，3~9克。外用适量。

使用注意　孕妇慎用或忌用。

鬼箭羽

鬼箭羽苦，通经堕胎，
杀虫祛结，驱邪除怪。

鬼箭羽味苦，性寒，归肝、脾经。能够活血破瘀通经，治疗妇科血瘀所致的月经不通、痛经及产后瘀血腹痛，又能堕胎，祛除血瘀结聚；又有散风杀虫之功，治疗虫证和风湿痹痛。

主治　破血，通经，杀虫。治经闭，症瘕，产后瘀滞腹痛，虫积腹痛。

用量用法　煎服，3~9克。

使用注意　孕妇忌服。

夏枯草

夏枯草苦，瘰疬瘿瘤，
破癥散结，湿痹能瘳（chōu）[1]。

夏枯草味辛、苦，性寒，归肝、胆经。功能清热泻火、散结消肿，治疗痰火凝聚所致的瘿瘤、瘰疬、瘰疬、结块，以及热毒炽盛所致的乳痈、疮疡。又能疏化流通，通行气血，还能用于气血凝滞不通之风湿痹痛。

主治 用于目赤肿痛，目珠夜痛，头痛眩晕，瘰疬，瘿瘤，乳痈，乳癖，乳房胀痛。

用量用法 煎服，9~15克。

使用注意 脾胃虚弱者慎用。

卷 柏

卷柏（juàn bǎi）味苦，癥瘕血闭，风眩痿躄（bì）[2]，更驱鬼疰（zhù）[3]。

卷柏味苦（今通常认为味辛），性平，归肝、心经。有破血逐瘀的作用，可以消除腹中瘀血积聚所致的癥瘕结块，治疗瘀血经闭；又能治疗肝风头目眩晕，两足软弱、不能行走的"痿躄"。

主治 用于经闭痛经，癥瘕痞块，跌仆损伤。卷柏炭化瘀止血。用于吐血，崩漏，便血，脱肛。

用量用法 煎服，3~9克。

使用注意 孕妇慎用。

马鞭草

马鞭味甘，破血通经，
癥瘕痞块，服之最灵。

马鞭草味甘（今通常认为味苦），性微寒，归肝、脾经。有破瘀血、通月经的作用，治疗血瘀所致的痛经、经闭诸证。对于瘀血积聚的癥瘕痞块，煎汤内服有一定疗效。

主治 用于癥瘕积聚，痛经经闭，喉痹，痈肿，水肿，黄疸，疟疾。

用量用法 煎服，3~9克。

使用注意 孕妇慎服。

鹤 虱

鹤虱味苦，杀虫追毒，
心腹卒痛，蛔虫堪逐。

鹤虱味苦、辛，性平，有小毒，归脾、胃经。最主要的作用是杀虫，驱虫面广，对于驱杀蛔虫、蛲虫、钩虫、绦虫等多种肠道寄生虫均有较好的效果，治疗虫积引发的腹痛时作。

主治 用于蛔虫病，蛲虫病，绦虫病，虫积腹痛，小儿疳积。

用量用法 煎服，3~9克。

使用注意 孕妇慎服。

---

[1] 瘳：（伤、病）痊愈。

[2] 痿躄：指痿病四肢痿弱、足不能行之症。

[3] 鬼疰：古病名，《太平圣惠方》认为鬼邪所击，当时心腹刺痛，或闷绝倒地，如中恶之类。

白头翁

白头翁温，散癥逐血，
瘰疬疮疝，止痛百节[1]。

白头翁味苦，性温（今通常认为性寒），归胃、大肠经。有解毒凉血消肿之功，常与消痈散结药相配伍，治疗疮痈肿毒、瘰疬；入血分有散瘀的作用，用于癥瘕、积聚、瘿瘤。并可治疗先热后寒、热多寒少的温疟，并止疝气腹痛和关节痛。

主治　用于热毒血痢，阴痒带下。

用量用法　煎服，9~15克；鲜品15~30克。外用适量。

使用注意　虚寒泻痢者忌用。

旱莲草

旱莲草甘，生须黑发，
赤痢[2]可止，血流可截。

旱莲草味甘、酸，性寒，归肝、肾经。功能补肾滋阴、生须黑发，主治肾阴不足所致的须发脱落和须发早白；又能清热凉血止血，治疗血热引起的吐血、尿血、赤痢、便血、崩漏等多种出血证；对于外伤出血，又可以用鲜品捣烂外敷患处。

主治　用于肝肾阴虚，牙齿松动，须发早白，眩晕耳鸣，腰膝酸软，阴虚血热吐血、衄血、尿血，血痢，崩漏下血，外伤出血。

用量用法　煎服，15~30克。外用适量。

使用注意　脾肾虚寒者慎服。

慈　菇

慈菇辛苦，疗肿痈疽，
恶疮瘾疹，蛇虺并施。

慈菇味甘、微苦、微辛，性微寒，归肝、肺、脾、膀胱经。有清热解毒、散结消肿之功，善治疗疮肿毒、痈疽恶疮、皮肤风疹以及毒蛇咬伤等，内服外敷均有效。

主治　用于痈肿疔毒，瘰疬痰核，蛇虫咬伤，癥瘕痞块。

用量用法　每次0.6~0.9克，入丸、散剂服用。外用适量。

榆白皮

榆皮味甘，通水除淋，
能利关节，敷肿痛定。

榆白皮味甘，性微寒，归肺、脾、膀胱经。能够通利小便，治疗小便淋漓涩痛，以及水肿、小便不利；并能通利关节而治疗关节肿痛。外敷又有利水消肿止痛之功；消肿解毒，治疗痈疽发背、瘰疬、秃疮、疥癣。

主治　水肿，小便不利，淋浊，带下，咳喘痰多，失眠，内外出血，难产胎死不下，痈疽，瘰疬，秃疮，疥癣。

用量用法　煎服，6~12克。外用适量。

使用注意　脾胃虚寒者慎服。

---

[1] 百节：指周身关节。

[2] 赤痢：中医称大便中带血不带脓的痢疾。

钩 藤

钩藤微寒，疗儿惊痫，
手足瘛疭，抽搐口眼。

钩藤味甘、凉，归肝、心包经。功能清热凉肝，有缓和的息风止痉作用，常用于治疗小儿惊痫、高热惊风，以及热极生风所致的痉挛、手足瘛疭、口眼㖞动。

主治 用于肝风内动，惊痫抽搐，高热惊厥，感冒夹惊，小儿惊啼，妊娠子痫，头痛眩晕。

用量用法 煎服，3~12克，宜后下。

使用注意 脾胃虚寒、慢惊风者慎用。无火者勿服。

豨莶草

豨莶（xī xiān）味甘，追风除湿，聪耳明目，乌须黑发。

豨莶草味甘（今通常认为味辛、苦），性寒，归肝、肾经。善祛筋骨间风湿，通经络，利关节，主治风湿热痹。酒制后又有补益肝肾，聪耳明目、乌须黑发的作用，治疗耳聋、两目视物模糊及须发早白等。

主治 用于风湿痹痛，筋骨无力，腰膝酸软，四肢麻痹，半身不遂，风疹湿疮。

用量用法 煎服，9~12克。外用适量。治风湿痹痛宜制用，治风疹、湿疮、疮痈宜生用。

使用注意 阴血不足者慎服。

蜀葵花

葵花味甘，带痢两功，
赤治赤者，白治白同。

蜀葵花味甘、咸，性凉。功能和血止血、通便，主治吐血、衄血，月经过多或月经不调，二便不通，并有解毒之功；"通因通用"治疗痢疾；治疗赤白带下，色白者治白带佳，色赤者治赤带佳。

主治 用于湿热壅遏，淋浊水肿；外治痈疽肿毒，水火烫伤。

用量用法 煎服，3~9克；或研末服，1~3克。

使用注意 孕妇慎用。

辛 夷

辛夷味辛，鼻塞流涕，
香臭不闻，通窍之剂。

辛夷味辛，性温，归肺、胃经。功能解表散寒、宣通鼻窍，治疗外感所致的鼻塞流涕、不闻香臭。因其药性上达，外能祛除风寒邪气，内能升达肺胃清气，是宣通鼻窍，治疗鼻塞、鼻渊的要药。

主治 用于风寒头痛，鼻塞流涕，鼻衄，鼻渊。

用量用法 煎服，3~9克。本品有毛，易刺激咽喉，入汤剂宜包煎。

使用注意 对鼻腔黏膜血管有明显的收缩作用，萎缩型鼻炎慎用。多服易引起头晕、目赤、口渴、鼻干等。

续随子

续随子辛，恶疮蛊毒，
通经消积，不可过服。

续随子又名千金子，味辛，性温，有毒，归肝、肾、大肠经。能够攻毒杀虫，治疗顽癣、恶疮肿毒及虫蛇咬伤；又能破血消癥通经，治疗癥瘕痞块、血瘀经闭。因力量峻猛，且有毒，不可过量服用。

主治 用于二便不通，水肿，痰饮，积滞胀满，血瘀经闭；外治顽癣，赘疣。

用量用法 1~2克，一般去壳、去油用，即千金子霜，多入丸、散服。外敷可治疗皮肤疾患及毒蛇咬伤。

使用注意 孕妇禁用。以免中毒。

海桐皮

海桐皮苦，霍乱久痢，
疳䘌(nì)[1]疥癣，牙痛亦治。

海桐皮味苦、辛，性平，归肝经。辛散行气，苦燥湿浊，能够治疗霍乱吐泻，痢疾经久不愈；又能祛风燥湿、杀虫止痒，可治疗小儿虫积疳疾，以及疥癣、湿疹瘙痒等皮肤疾患。

主治 用于风湿痹痛，肢节拘挛，跌打损伤，疥癣，湿疹。

用量用法 煎服，6~15克。煎汤外洗可用于皮肤疾患。

使用注意 血虚者不宜服。

石楠叶

石楠藤辛，肾衰脚弱，
风淫[2]湿痹，堪为妙药。

石楠叶味辛、苦，性平，有小毒，归肝、肾经。有补肝肾、强腰膝和除风湿的作用，是治疗肾虚腰膝双足软弱无力以及风湿痹痛的良药。

主治 祛风，通络，益肾。治腰背酸痛，肾虚脚弱，偏头痛，风湿筋骨痛，阳痿遗精。

用量用法 煎服，9~15克。

使用注意 阴虚火旺者忌服。

鬼 臼

鬼臼(jiù)有毒，辟瘟除恶，
虫毒鬼疰，风邪可却。

鬼臼味苦、辛，性温，有毒。功能辟秽除恶、逐邪解毒，降气化痰、祛瘀散结，杀虫，治疗痨伤、咳嗽、吐血、胃痛、痈疽、蛇毒等。

主治 用于痨伤，咳嗽，吐血，胃痛，瘿瘤，痈肿，疔疮，跌打损伤，蛇伤。

用量用法 煎服，3~12克，或入丸、散。外用磨汁涂、捣敷或研末调敷。

使用注意 孕妇禁服，体质虚弱者慎服。

---

[1] 疳䘌：䘌，音匿，小虫。疳䘌即虫积。

[2] 风淫：是指因感受风邪而引起的一类病证。

大青叶

大青气寒，伤寒热毒，

黄汗[1]黄疸，时疫[2]宜服。

大青叶味苦，性寒，归心、胃经。功能清热解毒，治疗伤寒热毒，以及汗出染衣色黄的黄汗和面目皮肤发黄的黄疸；又善解瘟疫时毒，有解毒利咽、凉血消肿之效，是瘟毒上攻、喉痹口疮等证的常用药。

主治 用于温病高热，神昏，发斑发疹，痄腮，喉痹，丹毒，痈肿。

用量用法 煎服，9~15克。鲜品30~60克。外用适量。

使用注意 脾胃虚寒者忌用。

侧柏叶

侧柏(bǎi)叶苦，吐衄崩痢，

能生须眉，除湿之剂。

侧柏叶味苦、涩，性寒，归肺、肝、脾经。善清血热，兼能收敛止血，是治疗吐血、衄血、崩漏、血痢、血淋、便血、尿血等多种出血证的要药，尤以血热迫血妄行者最为相宜；又有生发乌发之效，可用麻油调涂，治疗血热脱发、须发早白；本品性寒而燥，还有祛湿的功效，对风湿伤于筋脉者亦有一定疗效。

主治 用于吐血，衄血，咯血，便血，崩漏下血，肺热咳嗽，血热脱发，须发早白。

用量用法 煎服，10~15克。止血多炒炭用。外用适量。

使用注意 侧柏叶味苦寒，虚寒之证不宜单独使用；性寒味涩，出血有瘀者慎用。

槐 实

槐实味苦，阴疮湿痒，

五痔[3]肿痛，止涎极莽[4]。

槐实又名槐角，味苦，性寒，归肝、大肠经。能够燥湿止痒，治疗前阴生疮及湿疹瘙痒；又能清热凉血润肠，善治各种痔疮肿痛；并有很好的止涎唾的作用。

主治 用于肠热便血，痔肿出血，肝热头痛，眩晕目赤。

用量用法 煎服，6~12克。

使用注意 脾胃虚寒者慎服。

---

[1] 黄汗：汗出染衣色黄，多因于湿热。

[2] 时疫：即瘟疫，疠气疫毒从口鼻而入，有强烈的传染性。

[3] 五痔：指内痔、外痔、举痔、虫痔、脱肛五种病证。

[4] 莽：粗鲁的意思。此处借作大、强的意思。

瓦楞子

瓦楞子咸，妇人血块，

男子痰癖，癥瘕可瘥（chài）[1]。

瓦楞子味咸，性平，归肺、胃、肝经。长于消痰软坚、化瘀散结，适用于气滞血瘀及痰积所致的癥瘕痞块、瘰疬、瘿瘤、妇科血瘀血结诸证。

主治　用于顽痰胶结，黏稠难咯，瘿瘤，瘰疬，癥瘕痞块，胃痛泛酸。

用量用法　煎服，9~15克，宜打碎先煎。研末服，每次1~3克。生用消痰散结，煅用制酸止痛。

使用注意　无瘀血痰积者勿用。

棕榈子

棕榈子苦，禁泄涩痢，

带下崩中，肠风堪治。

棕榈子味苦、甘、涩，性平。味涩善于收敛，药性平和，无寒热之偏，有涩肠止泻痢和止血的作用。可用于久泻、久痢、带下过多、崩漏下血以及肠风下血等证。

主治　用于吐血，衄血，尿血，便血，崩漏。

用量用法　煎服，6~9克。

使用注意　本品性涩，且为炭品，收敛止血功能较强，出血而兼瘀滞者不宜单独使用。

冬葵子

冬葵子寒，滑胎易产，

癃（lóng）[2]利小便，善通乳难。

冬葵子味甘、涩，性凉，归大肠、小肠、膀胱经。其性滑利，能够滑胎治疗难产；利尿通淋，治疗小便不畅之淋证、小便不通之癃闭，以及水肿、小便不利；又有通乳之功，用于产后乳汁不通、乳房胀痛。

主治　用于尿闭，水肿，口渴；尿路感染。

用量用法　煎服，3~9克。

使用注意　脾虚肠滑者忌服，孕妇慎服。

淫羊藿

淫（yín）羊藿（huò）辛，

阴起阳兴，坚筋益骨，志强力增。

淫羊藿又名仙灵脾，味辛、甘，性温，归肾、肝经。性温燥烈，长于补肾壮阳，治疗男子肾虚精亏的阳痿、遗精以及女子宫冷不孕；又能祛风除湿、补肝肾、强筋骨，治疗风湿痹痛、筋骨不利或肢体麻木；此外，又有强志、治疗健忘的作用。

主治　用于肾阳虚衰，阳痿遗精，筋骨痿软，风湿痹痛，麻木拘挛。

用量用法　煎服，3~15克。

使用注意　阴虚火旺者不宜服。

---

[1]瘥：病愈。

[2]癃：小便不利，尚可点滴而出，病症较轻者称之为癃；病症较重，点滴不下称之为闭。此统指小便不利之癃闭证。

松　脂

松脂味甘，滋阴补阳，

驱风安脏，膏可贴疮。

松脂味甘，性温。有滋阴补阳、燥湿祛风、安和五脏的作用，内服可以强身健体；熬膏外贴，又有生肌止痛、收湿止痒之功，可治疗痈肿疮毒和疥癣等皮肤病。

主治　疥疮，皮癣。

用量用法　本品多熬膏外用。

覆盆子

覆盆子甘，肾损精竭，

黑须明眸，补虚续绝。

覆盆子味甘、酸，性微温，入肝、肾经。能够补益肝肾之精，有明眸之效，治疗肝肾不足、目暗不明；还有黑须乌发的作用，用于肾精亏虚、须发早白；又可补肾精强筋骨，续筋接骨，强阴健阳，是补益肾虚的良药。

主治　用于遗精滑精，遗尿尿频，阳痿早泄，目暗昏花。

用量用法　煎服，6~9克。

使用注意　肾虚有火，小便短涩者慎服。

合欢皮

合欢味甘，利人心志，

安脏明目，快乐无虑。

合欢皮味甘，性平，归心、肝、肺经。善解肝郁、悦心神，能使五脏安和，心志欢悦，以收安神解郁之效，适用于情志不遂、忿怒忧郁、烦躁失眠、心神不宁等证，是悦心安神的要药。

主治　用于心神不安，忧郁失眠，肺痈，疮肿，跌仆伤痛。

用量用法　煎服，6~12克。外用适量。

使用注意　溃疡病及胃炎患者慎服，风热自汗、外感不眠者禁服。

金樱子

金樱子甘，梦遗精滑，

禁止遗尿，寸白虫[1]杀。

金樱子味甘（今通常认为味酸、涩），性平，归肾、膀胱、大肠经。功专收涩固敛，有固精、缩尿、止带的作用，常用于治疗肾虚精关不固所致的遗精、滑精，膀胱失约所致的遗尿、尿频，带脉不固所致的带下过多，脾虚不摄所致的久泻、久痢，以及脱肛、崩漏、子宫脱垂等证。此外，还有驱杀寸白虫的作用。

主治　用于遗精滑精，遗尿尿频，崩漏带下，久泻久痢。

用量用法　煎服，6~12克。

使用注意　有实火、邪热者忌用。

---

[1]寸白虫：即绦虫的别称。因绦虫包孕虫卵的节片呈白色，长约一寸，故称。

楮 实

楮（chǔ）实味甘，壮筋明目，
益气补虚，阴痿当服。

楮实味甘，性寒，归肝、肾、脾经。有补肝肾、强筋骨、明目的作用，可治疗肾虚筋骨软弱、腰膝无力，以及两目昏花、视物模糊不清等证。又有益气补虚的作用，可用于肾虚阳痿。

主治 用于肝肾不足，腰膝酸软，虚劳骨蒸，头晕目昏，目生翳膜，水肿胀满。

用量用法 煎服，6~15克。

使用注意 脾胃气弱，精滑及热病律伤者忌用。孕妇慎用。

郁李仁

郁李仁酸，破血润燥，
消肿利便，关格[1]通导。

郁李仁味酸（今通常认为味辛、苦、甘），性平，归脾、大肠、小肠经。有破血之功，质润多脂，能够润肠通便，又能兼行大肠之气，是大肠气滞、肠燥便秘的常用药；又有利水消肿的作用，可用于水肿胀满、小便不利，能够通导呕吐、大小便不通的关格。

主治 用于津枯肠燥，食积气滞，腹胀便秘，水肿，脚气，小便不利。

用量用法 煎服，6~12克，打碎入煎。

使用注意 孕妇慎用。

没食子

没食子苦，益血生精，
染发最妙，禁痢极灵。

没食子味苦，性温，归肺、脾、肾经。功能入肾固精，治疗遗精滑泄、涩肠止泻、久泻久痢；还可用于染须发。

主治 用于大肠虚滑，泻痢不止，便血，遗精，阴汗，咳嗽，咯血，齿痛，创伤出血，疮疡久不收口。

用量用法 煎服，6~9克，或入丸、散。外用研末撒或调敷。

使用注意 凡泻痢初起，湿热内郁或有积滞者忌服。

空 青

空青气寒，治眼通灵，
青盲赤肿，去暗回明。

空青味甘、酸，性寒，有小毒，归肝经。功能清热凉肝、明目祛翳，治疗目赤肿痛、青盲、雀目、翳膜内障，有去暗回明之功。

主治 治青盲，雀目，翳膜内障，赤眼肿痛，中风口歪，手臂不仁，头风，耳聋。

用量用法 内服研末，每次0.3~1克，或入丸、散。外用研细水飞，点眼。

使用注意 不能与菟丝子同服。

---

[1]关格：病名。食入即吐、上不得入，名"格"；大便不通或大小便都不通、下不得出，名"关"；呕吐与大小便不通兼见称为"关格"。

密陀僧

密陀僧咸，止痢医痔，
能除白癜，诸疮可治。

密陀僧味咸、辛，性平，有毒，归肝、脾经。有燥湿、杀虫、解毒、收敛、防腐的作用，内服可以治疗久痢不愈；外用主治疮疡溃后日久不能收敛，以及口疮、湿疮等各种疮疡，又能治疗白癜风、痔疮、湿疹、疥癣等。

主治 用于湿疹，疥，癣，腋下狐臭，疮疡溃破久不收口。

用量用法 内服，研末0.2~0.5克。外用适量。

使用注意 体虚者忌服。

伏龙肝

伏龙肝温，治疫安胎，
吐血咳逆[1]，心烦妙哉。

伏龙肝即灶心土，味辛，性温，归脾、胃经。能够防治疫证，有安胎之功，治疗孕中因寒胎动不安；功善温暖中焦，收摄脾气而止血，是温经止血的要药，主治脾气虚寒不能摄血所致的吐血、便血、衄血、下血、崩漏等；又有除烦的功能。

主治 用于呕吐反胃，腹痛泄泻，吐血、衄血、便血、尿血，妇女妊娠恶阻，崩漏带下，痈肿溃疡。

用量用法 煎服，15~30克，布包，先煎；或60~120克，煎汤代水。外用适量。

使用注意 阴虚失血及热证呕吐反胃忌服。

石 灰

石灰味辛，性烈有毒，
辟虫立死，堕胎极速。

石灰味辛、苦、涩，性温，有毒，归肝、脾经。性烈有毒，有杀虫止痒的作用，常用于疥癣、湿疹等皮肤疾患；堕胎的效果十分快捷。

主治 主痈疽疔疮；丹毒；瘰疬痰核；下肢溃疡；创伤出血；汤火烫伤；久痢脱肛；赘疣；疥癣；湿疹；痱子。

用量用法 外用研末调敷，或取水溶液涂搽。一般不作内服用。

使用注意 凡有实火，胃热者及孕妇者皆禁用。

穿山甲

穿山甲毒，痔癣恶疮，
吹奶[2]肿痛，鬼魅（mèi）[3]潜藏。

穿山甲味咸，性微寒，归肝、胃经。能够活血消癥、消肿排脓，可用于痈疮初起或脓成未溃者，以及癥瘕癖积、痔疮肿痛、瘰疬等证；长于通经下乳，是治疗产后乳汁不下之要药，对于吹乳所致的乳房肿痛有很好的疗效。

主治 用于经闭癥瘕，乳汁不通，痈肿疮毒，风湿痹痛，中风瘫痪，麻木拘挛。

用量用法 煎服，3~10克。研末吞服，每次1~1.5克。

使用注意 孕妇慎用。

---

[1] 咳逆：咳嗽病的一种。因气逆而作咳。

[2] 吹奶：又名吹乳。古人认为乳痈早期，因小儿口气所吹，导致乳汁不通、壅结肿痛，故名。

[3] 鬼魅：中医学术语。鬼魅，又名"精魅"，中医传统观点认为是致病因素之一，属鬼神之属，亦称恶气、妖气、祸崇邪气、秽毒邪气等。

蚯　蚓

蚯蚓气寒，伤寒瘟病，
大热狂言，投之立应。

蚯蚓又名地龙，味咸，性寒，归肝、脾、膀胱经。能够息风止痉、清热定惊，对于伤寒或温病过程中的高热、神昏谵语，以及热极生风所致的痉挛抽搐、惊痫，有很好的疗效。

主治　用于高热神昏，惊痫抽搐，关节痹痛，肢体麻木，半身不遂，肺热喘咳，水肿尿少。

用量用法　煎服，4.5~9克；鲜品10~20克；研末吞服，每次1~2克。

使用注意　脾胃虚寒不宜服，孕妇禁服。

蜘　蛛

蜘蛛气寒，狐疝[1]偏痛，
蛇虺咬涂，疔肿敷用。

蜘蛛味苦，性寒，有毒，归肝经。功能祛风解毒、消肿散结，主治狐疝偏坠疼痛；外用可治疗牙疳、聤耳、痈肿疔毒、瘰疬、恶疮、蛇虫咬伤等。

主治　治狐疝偏坠，中风口㖞，小儿慢惊、口噤，疳积；疔肿，瘰疬，疮疡，蜈蚣、蜂、蝎螫伤。

用量用法　内服研末，0.3~1克，浸酒或入丸、散，不入汤剂。外用捣敷、绞汁涂；研末撒或调敷。

使用注意　畏蔓青、雄黄。

蟾　蜍

蟾蜍气凉，杀疳蚀癖，
瘟疫能治，疮毒可祛。

蟾蜍味辛，性凉（今通常认为性温），有毒，归心经。内服有消积杀虫的作用，可治疗疳积虫积；辛温走窜，有辟秽化浊、开窍醒神之功，能够预防瘟疫，研末吹鼻取嚏可治疗痧胀腹痛、神昏吐泻。又有良好的解毒消肿作用，可外用或内服治疗痈疽疔疮、瘰疬、咽喉肿痛、牙痛等。

主治　用于痈疽疔疮，咽喉肿痛，中暑神昏，痧胀腹痛吐泻。

用量用法　煎服，3~6克，多入丸、散。外用适量。

使用注意　孕妇慎用。

刺猬皮

刺猬皮苦，主医五痔，
阴肿疝痛，能开胃气。

刺猬皮味苦、涩，性平，归肾、胃、大肠经。功能收敛止血，化瘀止痛，善治肠风下血、痔漏肿痛出血、阴肿、疝气疼痛；能够化瘀开胃，多用于胃痛日久，气血瘀滞兼呕吐者。

主治　主治胃脘疼痛，反胃吐食，疝气腹痛，肠风，痔漏，遗精，遗尿，脱肛，烧烫伤。

用量用法　煎服，3~9克。研末服，1.5~3克。

使用注意　孕妇慎服。

---

[1] 狐疝：又名阴狐疝气，俗称小肠气。指有物入阴囊，卧则入小腹，行立则出小腹入阴囊中的病证。

蛤 蚧

蛤蚧（jiè）味咸，肺痿血咯，传尸[1]劳痃，邪魅[2]可却。

蛤蚧味咸，性平，归肺、肾经。长于补肺气、助肾阳而定喘咳，肺主气、肾纳气，本品兼有补肺气、纳肾气之功，故是治疗虚证喘咳之佳品，常用于虚劳咳嗽、肺肾虚喘、肺痿咯血以及肺痨等久病不愈者。

主治 用于肺肾不足，虚喘气促，劳嗽咳血，阳痿，遗精。

用量用法 煎服，6~9克；研末每次1~2克，每日3次；浸酒服1~2对。

使用注意 风寒或实热喘咳者忌用。

蝼 蛄

蝼蛄（lóu gū）味咸，治十水肿[3]，上下左右[4]，效不旋踵[5]。

蝼蛄味咸，性寒，归膀胱、大肠、小肠经。性善下行，有较强的利水消肿作用，并能通利大便，用于各种水肿之实证，取效速捷。

主治 用于小便不利，水肿，石淋，瘰疬，恶疮。

用量用法 煎服，6~9克。研末服，每次3~5克。外用适量。

使用注意 体虚者慎服，孕妇禁服。

蜗 牛

蜗牛味咸，口眼㖞僻，惊痫拘挛，脱肛咸治。

蜗牛味咸，性寒，有小毒，归膀胱、胃、大肠经。功能清热解毒、镇惊、消肿，治疗中风口眼㖞斜、风热惊痫、小儿脐风、手足拘挛；外用可治疗瘰疬、痈肿丹毒、痔疮、脱肛等。

主治 用于风热惊痫，消渴，喉痹，疳腮，瘰疬，痈肿，痔疮，脱肛，蜈蚣咬伤。

用量用法 煎服，30~60克；或捣汁；或焙干研末，1~3克。外用捣敷，或焙干研末调敷。

使用注意 不宜久服。

---

[1] 传尸：古病名，指互相传染的消耗性疾患。

[2] 邪魅：作祟害人的鬼怪。

[3] 十水肿：又称十水，是古代对水肿病的分类，历代说法不一。一说为青水、赤水、黄水、白水、黑水、玄水、风水、石水、里水、气水（《中藏经》）；一说为青水、赤水、黄水、白水、黑水、悬水、风水、石水、暴水、气水（《诸病源候论》）；一说为心水、肝水、肺水、脾水、肾水、胆水、大肠水、膀胱水、胃水、小肠水。此泛指各种水肿。

[4] 上下左右：古人有将蝼蛄分为上下左右四截治疗水肿之说，上部肿用上部，下部肿用下部，左边肿用左部，右边肿用右部。现代临床多用整个蝼蛄，不再分上下左右。

[5] 旋踵：掉转脚跟，形容时间短促。这里指见效很快。

桑螵蛸

桑螵蛸（piāo xiāo）咸，淋浊精泄，除疝腰痛，虚损[1]莫缺。

桑螵蛸味甘、咸，性平，归肝、肾经。性能收敛，善补肾气而固精关，治疗肾虚不固所致的小便频数、淋漓不尽、白浊、遗尿、尿频，以及精关不固所致的遗精、滑精；能够补肾助阳，治疗肾气、肾阳亏虚所致的疝气、腰痛、阳痿证；因其有较好的补益收涩作用，是治疗肾脏虚损不可缺少的药物。

主治 用于遗精滑精，遗尿尿频，小便白浊。

用量用法 煎服，6~9克。

使用注意 阴虚火旺或膀胱有热者慎用。

田 螺

田螺性冷，利大小便，消肿除热，醒酒立见。

田螺味甘、咸，性寒，归肝、脾、膀胱经。有清热、通利大小便的作用，适用于热结所致的小便不通和大便秘结。外用有消肿止痛除热之功，取汁点眼，可治疗目赤肿痛；外敷可治疗痔疮肿痛。此外，还可止渴醒酒，用于酒醉不醒。

主治 用于热结小便不通，黄疸，脚气，水肿，消渴，痔疮，便血，目赤肿痛，疔疮肿毒。

用量用法 煎服，4~10枚。外用适量。

使用注意 目病非关风热者不宜用。不宜久服。

象 牙

象牙气平，杂物刺喉，能通小便，诸疮可瘳。

象牙味甘，性平（今通常认为性寒）。《开宝本草》载可刮取屑，细研和水外敷，治疗诸铁及杂物入肉；治疗小便不通；又能解毒生肌，治疗痈肿疮毒。

主治 用于癫痫；惊风；骨蒸劳热；痈肿疮毒；咽喉肿痛；痔漏。

用量用法 内服，研末0.5~1钱，或入丸、散。外用磨汁涂或研末调敷。

水 蛭

水蛭味咸，除积瘀坚，通经堕胎，折伤可痊。

水蛭味咸、苦，性平，有小毒，归肝经。破血逐瘀力量较强，主要用于通散瘀滞、破积消坚，治疗癥瘕积聚；破血通经，治疗血瘀经闭，又有堕胎的功能；亦常用于跌打损伤、折伤所致的瘀血作痛。

主治 用于血瘀经闭，癥瘕痞块，中风偏瘫，跌仆损伤。

用量用法 煎服，1.5~3克。研末服，0.3~0.5克。

使用注意 孕妇禁用。

---

[1]虚损：是指多因久病劳损，年高体弱，或肾精亏损导致肝血不足、肝肾亏损，精血不足，形体官窍失养，而无明显阴阳失调之象。

贝 子

贝子味咸，解肌散结，
利水消肿，目翳清洁。

贝子即紫贝齿，味咸，性平，归肝经。味咸能够软坚散结；又能利小便而消水肿；清肝明目，善治肝经有热所致的目赤肿痛、视物昏花等症，内服或外用点眼可清除翳障。

主治 用于伤寒热狂，水气浮肿，淋痛溺血，小便不通，鼻渊脓血，目翳，痢疾。

用量用法 煎服，10~15克，宜打碎先煎。

蛤 蜊

蛤蜊（lí）肉冷，能止消渴，
酒毒堪除，开胃顿豁。

蛤蜊味咸，性寒，归胃、肝、膀胱经。其性滋润而助津液，有滋阴的作用，能润五脏，止消渴、开胃；能解酒毒。

主治 用于消渴；水肿；痰积；癖块；瘿瘤；崩漏；痔疮。

用量用法 煮食，50~100克。

使用注意 不宜多食。

海 粉

海粉味咸，大治顽痰，
妇人白带，咸能软坚。

海粉味甘、咸，性寒，归肺、肾经。有消痰之功，治疗坚顽热痰；有祛湿的作用，可用于妇科带下；又能软坚，治疗瘿瘤、瘰疬。

主治 用于肺燥喘咳，瘿瘤，瘰疬。

用量用法 煎服，30~60克，或入丸、散。

使用注意 脾虚患者勿食。

石 蟹

石蟹味咸，点睛肿翳，
解蛊肿毒，催生落地。

石蟹味咸，性寒，归肝、胆、肾经。外用点眼有明目之功，治疗青盲、目赤肿痛、翳膜遮睛；消肿解毒，醋磨外敷治疗喉痹、痈肿、漆疮，亦可解金石毒；并有催生落胎之效。

主治 用于目赤，翳膜遮睛，喉痹，痈肿，漆疮。

用量用法 内服用水磨汁，6~9克，或入丸、散。外用研细点眼，或以醋磨涂。

使用注意 孕妇忌服。

海螵蛸

海螵蛸咸，漏下赤白，
癥瘕疝气，阴肿可得。

海螵蛸即乌贼骨，味咸、涩，性微温，归肝、肾经。温涩善敛，能够收敛止血，治疗崩漏下血、吐血、便血、外伤等各种出血证；并能固精止带，治疗肾虚带脉不固所致的赤白带下，精关不固所致的遗精、滑精。咸能软坚散结，治疗癥瘕疝气积聚。外用能够收湿敛疮，治疗阴肿、湿疮、湿疹、溃疡不敛诸证。

主治 用于吐血衄血，崩漏便血，遗精滑精，赤白带下，胃痛吞酸；外治损伤出血，湿疹湿疮，溃疡不敛。

用量用法 煎服，6~12克。外用适量。

使用注意 阴虚多热者不宜多服；久服易致便秘，可适当配伍润肠药。

无名异

无名异甘，金疮[1]折损，
去瘀止痛，生肌[2]有准。

无名异味甘，性寒（今通常认为性平），归肝、肾经。功能祛瘀止血、消肿止痛、生肌敛疮，主治跌打损伤、金疮出血、痈肿疮疡、水火烫伤。

主治 去瘀止血；消肿止痛；生肌敛疮。主跌打损伤；金疮出血；痈肿疮疡；水火烫伤。

用量用法 外用研末调敷。内服研末，每次2.5~4.5克，或入丸、散。

使用注意 不可久服，无瘀滞者慎服。

青礞石

青礞石寒，硝煅金色[3]，
坠痰消食，疗效莫测。

青礞石味咸，性寒（今通常认为性平），归肺、肝经。硝石煅后呈金色，质重而功能坠降，味咸而能软坚，善坠痰下气，治疗顽痰、老痰胶固所致的咳喘痰壅难咯；并能治疗食积不消。药性峻烈，疗效显著。

主治 用于顽痰胶结，咳逆喘急，癫痫发狂，烦躁胸闷，惊风抽搐。

用量用法 煎服，6~9克，宜打碎布包先煎。入丸、散，1.5~3克。

使用注意 脾胃虚弱及孕妇禁服。

---

[1]金疮：中医指刀箭等金属器械造成的伤口。

[2]生肌：重新生长新的肌肉、皮肤。

[3]硝煅金色：将青礞石与火硝同研炒，火煅令通红，硝尽为度，候药冷如金色取出。

磁 石

磁石味咸，专杀铁毒，
若误吞针，系线即出。

磁石味咸，性寒，归心、肝、肾经。吸铁能力强，若误吞金属针，可用磁石系线吸出。

主治 用于惊悸失眠，头晕目眩，视物昏花，耳鸣耳聋，肾虚气喘。

用量用法 煎服，9~30克，宜打碎先煎。入丸、散，每次1~3克。

使用注意 孕妇慎用。

花蕊石

花蕊石寒，善止诸血，
金疮血流，产后血涌。

花蕊石味酸、涩，性寒（今通常认为性平），归肝经。长于止血，既能收敛止血，又能化瘀止血，适用于吐血、咯血、外伤、金疮、产后出血不止等各种出血证。

主治 用于咯血，吐血，外伤出血，跌仆伤痛。

用量用法 煎服，9~15克，包煎；研末吞服，每次1~1.5克。外用适量，研末外掺或调敷，可用于外伤出血。

使用注意 花蕊石质重性堕，又能祛瘀，孕妇慎用。无瘀滞者忌服。

代赭石

代赭(zhě)石寒，下胎崩带，
儿疳泻痢，惊痫鬼怪。

代赭石味苦，性寒，归肝、心经。质重性降，能够坠降逆气，用于难产胞衣不下；有凉血止血之效，可用于吐血、衄血、血热崩漏下血、赤白带下等出血证，尤宜于气火上逆、迫血妄行所致的出血；能够治疗小儿疳积泻痢；长于镇肝潜阳，又善清肝火，可治疗肝阳上亢、肝风内动所致的头晕目眩、痉挛抽搐、小儿惊痫。

主治 用于眩晕耳鸣，呕吐，噫气，呃逆，喘息，吐血，衄血，崩漏下血。

用量用法 煎服，9~30克，宜打碎先煎。入丸、散，每次1~3克。外用适量。降逆、平肝宜生用，止血宜煅用。

使用注意 孕妇慎用。

黑 铅

黑铅味甘，止呕反胃，
鬼疰瘿瘤，安神定志。

黑铅味甘，性寒，有毒。有镇逆止呕的作用，治疗胃气上逆所致的呕吐及食入即吐的反胃；锉末外敷，可消瘰疬、瘿瘤。此外，又有安神定志的作用，用于心神不宁。

用量用法 入丸、散剂，每次0.4~2克。外用适量。

银　屑

银屑味辛，谵（zhān）语[1]
恍惚，定志养神，镇心明目。

银屑味辛，性平，归心、肝经。功能镇惊、定痫、安神、明目，主治惊痫癫狂、谵语、心悸恍惚、夜不安寐。

用量用法　内服，多作为丸药挂衣。

金　屑

金屑味甘，善安魂魄，
癫狂惊痫，调和血脉。

金屑味甘（今通常认为味辛、苦），性平，归心、肝经。功能镇心神、安魂魄、却热除烦、平肝、解毒，治疗惊痫、癫狂、心悸。

用量用法　内服入丸、散，一般多作为丸药挂衣。外用研末撒患处，用于疮毒。

狗　脊

狗脊味甘，酒蒸入剂，
腰背膝痛，风寒湿痹。

狗脊又称金毛狗脊，味苦、甘，性温，归肝、肾经。酒蒸后入药，能行能补，既能补肝肾、强腰膝、坚筋骨，治疗肝肾虚损所致的腰膝脊背酸软疼痛、四肢无力；又能祛风湿、温散风寒湿邪，治疗风湿痹证，尤其长于治疗肝肾不足，兼有风寒湿邪之腰痛脊强，不能俯仰者。

主治　用于风湿痹痛，腰膝酸软，下肢无力。

用量用法　煎服，6~12克。

使用注意　肾虚有热，小便不利，或短涩黄赤者慎服。

骨碎补

骨碎补温，折伤骨节，
风血积痛，最能破血。

骨碎补味苦，性温，归肝、肾经。功能活血散瘀、消肿止痛、续筋接骨，是治疗跌打损伤、创伤、骨折、瘀血积滞肿痛的要药，可内服亦可外敷，有很好的破血作用。

主治　用于跌仆闪挫，筋骨折伤，肾虚腰痛，筋骨痿软，耳鸣耳聋，牙齿松动；外治斑秃，白癜风。

用量用法　煎服，9~15克。外用适量。

使用注意　阴虚内热及无瘀血者不宜服。

---

[1]谵语：病中神志不清，胡言乱语。

茜 草

茜(qiàn)草味苦, 蛊毒吐血,
经带崩漏, 损伤虚热。

茜草味苦, 性寒, 归肝经。既能凉血止血, 又能活血行血, 故多用于血热妄行或血瘀脉络之出血证, 对于血热夹瘀的各种出血证, 尤为适宜, 临床广泛用于吐血、衄血、便血、尿血、崩漏下血等病证; 又有解虫毒的作用; 能通经络、行瘀滞, 能够治疗血瘀经闭, 是妇科调经要药; 对于跌打损伤、风湿痹痛等血瘀经络闭阻证, 均有很好的疗效。性寒功能清热凉血, 故能够用于损伤兼有虚热者。

主治 用于吐血, 衄血, 崩漏, 外伤出血, 瘀阻经闭, 关节痹痛, 跌仆肿痛。

用量用法 煎服, 9~15克, 大剂量可用至30克。止血炒炭用, 活血通经宜生用或酒炒用。

使用注意 凡脾胃虚弱、精虚血少、阴虚火旺者慎用。无瘀滞者慎用。

预知子

预知子贵, 缀(zhuì)[1]
衣领中, 遇毒声作, 诛(zhū)蛊
杀虫。

预知子又名八月札, 味微苦, 性平, 归肝、胃、膀胱经。传说佩戴可预知毒邪, 有杀虫祛蛊之功。

主治 用于脘胁胀痛, 痛经经闭, 痰核痞块, 小便不利。

用量用法 煎服, 9~15克, 大剂量可用30~60克; 或浸酒。

使用注意 凡脾虚作泄泻者勿服。

王不留行

王不留行, 调经催产,
除风痹痉, 乳痈当㕮。

王不留行味苦, 性平, 归肝、胃经。善于通利血脉, 活血通经, 走而不守, 行而不留, 可用于血瘀所致的经行不畅、痛经、经闭, 以及血脉闭阻疼痛的风湿痹痛; 对于妇人难产或胎死腹中, 有催产下胎的作用; 又善通乳汁, 是治疗产后乳汁不下的常用之品, 且有活血消痈、消肿止痛之功, 是治疗乳痈肿痛的要药。

主治 用于经闭, 痛经, 乳汁不下, 乳痈肿痛, 淋证涩痛。

用量用法 煎服, 6~9克。

使用注意 孕妇慎用。

---

[1] 缀: 缝, 缝合。

狼 毒

狼毒味辛，破积瘕癥，

恶疮鼠瘘（lòu）[1]，杀毒

鬼精。

狼毒味辛，性平，有毒，归肝、脾、肺经。功能行血破积，消痰杀虫，可消除腹中瘀血积聚成块的癥瘕以及气滞血瘀所致的心腹作痛；解毒消肿，用于久治不愈的恶疮、瘰疬。

主治 外用于淋巴结结核、皮癣；灭蛆。

用量用法 内服，0.3~0.6克。外用适量。

使用注意 不宜与密陀僧同用。

藜 芦

藜芦味辛，最能发吐，

肠澼（pì）[2]泻痢，杀虫

消蛊。

藜芦味辛、苦，性寒，有毒，归肝、肺、胃经。辛苦宣泄，有催吐之功，可治疗中风痰涎上涌和因痰涎闭塞所致的癫痫病；又能杀虫，治疗各种虫毒引起的泻痢、大便脓血、虫积蛊证。

用量用法 外用适量，研末外用，可治疗秃疮、癣疮等皮肤疾患。

蓖麻子

蓖（bì）麻子辛，吸出滞物，

涂顶肠收，涂足胎出。

蓖麻子味辛、甘，性平，有小毒，归肝、脾、肺、大肠经。有吸出滞留物的作用，捣烂外敷，有追脓拔毒的作用；还可吸除滞留在体内的针刺。外敷于头顶部，可治疗脱肛和子宫脱垂；敷于足心，能治疗难产。

主治 用于大便燥结，痈疽肿毒，喉痹，瘰疬。

用量用法 内服入丸剂，1~5克；生研或炒食。外用适量，捣敷或调敷。

使用注意 孕妇及便滑者忌服。

荜 茇

荜茇（bì bá）味辛，温中下

气，疝癖阴疝，霍乱泻痢。

荜茇味辛，性热，归胃、大肠经。功能温中散寒，下气止痛，可治疗胃寒或寒痰积滞所致的呕吐、泄泻、霍乱吐泻、脘腹冷痛等证，又可用于寒凝气滞所致的疝癖疼痛、疝气腹痛。

主治 用于脘腹冷痛，呕吐，泄泻，寒凝气滞，胸痹心痛，头痛，牙痛。

用量用法 煎服，1.5~3克。外用适量。

使用注意 实热郁火、阴虚火旺者均忌服。

---

[1]鼠瘘：即瘰疬，详见前海藻条。

[2]肠澼：澼，指垢腻黏滑似涕似脓的液体。肠澼，指便下脓血的痢疾，有时大便下血也称肠澼。

百　部

百部味甘，骨蒸劳瘵(zhài)[1]，
杀疳蛔虫，久嗽功大。

百部味甘、苦，性微温，归肺经。功专润肺止咳，又能苦降下气，无论外感、内伤、暴咳、久嗽，均可应用，对于阴虚火旺的肺痨、骨蒸盗汗，以及气阴两虚的久嗽都有很好的疗效；又有杀虫灭虱的作用，治疗虫证、疳积，如蛲虫、阴道滴虫、头虱、疥癣等，尤其以治蛲虫病为多用。

主治　用于新久咳嗽，肺痨咳嗽，顿咳；外用于头虱，体虱，蛲虫病，阴痒。

用量用法　煎服，6~15克。久咳虚嗽宜蜜炙用。外用适量，治疗阴道滴虫、头虱、疥癣用可煎汤外洗、外涂；治疗蛲虫病可煎汤灌肠。

使用注意　本品易伤胃滑肠，故脾虚便溏者忌用。

京　墨

京墨味辛，吐衄下血，
产后崩中，止血甚捷。

京墨味辛，性温。有止血作用，可治疗吐血、鼻衄、便血和产后出血，止血之效十分速捷。另外，本品外涂，可止刀伤出血；同醋或胆汁涂患处，可以消肿。

用量用法　1.5~4.5克，磨汁服。外用适量。

黄荆子

黄荆子苦，善治咳逆，
骨节寒热，能下肺气。

黄荆子味辛、苦，性温，归肺、胃、肝经。功能理气祛痰镇咳，治疗咳嗽、哮喘；祛风止痛，治疗风湿痹痛、骨节疼痛。

用量用法　煎服，5~10克，或入丸、散。

女贞实

女贞实苦，黑发乌须，
强筋壮力，去风补虚。

女贞实即女贞子，味甘、苦，性凉，归肝、肾经。功能滋补肝肾、乌须明目、强筋壮骨，适用于肝肾阴虚所致的目暗不明、视力减退、须发早白、眩晕耳鸣、失眠多梦、腰膝酸软、遗精诸证；祛风补虚，治疗肾阴不足、肝风上扰的头目眩晕证。

主治　用于肝肾阴虚，眩晕耳鸣，腰膝酸软，须发早白，目暗不明，内热消渴，骨蒸潮热。

用量用法　煎服，6~12克；以入丸剂为佳。黄酒拌后蒸制，可增强滋补肝肾的作用，并减轻苦寒之性。

使用注意　脾胃虚寒泄泻及阳虚者忌用。

---

[1] 劳瘵：病名。指痨病有传染性者。

瓜　蒂

瓜蒂苦寒，善能吐痰，
消身肿胀，并治黄疸。

　　瓜蒂味苦，性寒，有毒，归胃经。味苦涌泄，善于催吐壅塞的痰涎、积滞的食物以及误食的毒物，故多用于风痰壅盛所致癫痫、发狂、昏仆、喉中痰鸣诸证的急救，以及宿食停滞胃脘或误食毒物不久，尚停留于胃者；又能攻逐水湿痰饮，用于消除头面四肢浮肿；还有祛湿退黄之功，内服或研末吹鼻，可治疗湿热黄疸。

　　主治　用于肺热咳嗽，便秘，肺痈，肠痈，跌打损伤，筋骨折伤。

　　用量用法　煎服，2.5~5克；入丸、散服，每次0.3~1克。外用适量。

　　使用注意　体虚、失血及上部无实邪者禁服。本品有毒，不宜大量服用。

粟　壳

粟（sù）壳性涩，泄利[1]
嗽怯，劫病如神，杀人如剑。

　　粟壳即罂粟壳，味酸、涩，性平，有毒，归肺、大肠、肾经。味涩能敛，入肠可涩肠止泻，适用于久泻、久痢而无邪滞者，被誉为"涩肠止泻之圣药"；入肺可敛肺止咳，适用于肺虚久嗽不止而无痰实者，收敛力强，临床取效甚速，堪称其效如神。但若应用不当，如咳、痢初起、寒热未净、仍有实邪者，用之则会使外邪滞留不解，为害极大，可谓"杀人如剑"。

　　主治　用于久咳，久泻，脱肛，脘腹疼痛。

　　用量用法　煎服，3~6克。止咳蜜炙用，止痛醋炒用。

　　使用注意　本品易成瘾，不宜常服；孕妇及儿童禁用；运动员慎用。

巴　豆

巴豆辛热，除胃寒积，
破癥消痰，大能通利。

　　巴豆味辛，性热，有大毒，归胃、大肠经。能峻下冷积，药性刚猛，有斩关夺将之功，可用于胃中寒积、寒邪食积阻于肠道；又有祛痰消积之效，用于癥瘕结聚、留饮痰癖、喉痹痰阻以及痰涎壅盛证，有显著的通利作用。

　　主治　用于恶疮疥癣，疣痣。

　　用量用法　入丸、散服，每次0.1~0.3克。一般制成巴豆霜用，以减低毒性。外用适量。

　　使用注意　孕妇禁用；不宜与牵牛子同用。

---

［1］泄利：病证名。即泄泻，亦作"泄痢"。

夜明砂

夜明砂粪，能下死胎，

小儿无辜[1]，瘰疬堪裁。

夜明砂是蝙蝠的粪便，味辛，性寒，归肝经。有散瘀血、下死胎的作用，并治小儿疳积，且有消散瘰疬的功效。

主治 用于青盲，雀目，目赤肿痛，白晴溢血，内外翳障，小儿疳积，瘰疬，疟疾。

用量用法 煎服，3~4.5克。

使用注意 目疾无瘀滞者及孕妇慎服。

斑 蝥

斑蝥（máo）有毒，破血通经，诸疮瘰疬，水道[2]能行。

斑蝥味辛，性热，有大毒，归肝、肾、胃经。长于破血通经、消癥散结，治疗血瘀经闭、癥瘕积聚；外用有以毒攻毒、消肿散结之功，治疗痈疽恶疮肿硬不破、顽癣、瘰疬、瘘疮等证；并有通利水道的作用。

主治 用于癥瘕，经闭，顽癣，瘰疬，赘疣，痈疽不溃，恶疮死肌。

用量用法 内服多入丸、散，0.03~0.06克。外用适量。内服需以糯米同炒，或配青黛、丹参以缓解其毒性。

使用注意 本品有大毒，内服慎用；孕妇禁用。

蚕 沙

蚕沙性温，湿痹瘾疹，

瘫风肠鸣，消渴可饮。

蚕沙味甘、辛，性温，归肝、脾、胃经。功能温通祛风、除湿舒筋，作用缓和，可用于各种风湿痹痛以及半身不遂的风瘫；又能和胃祛湿，治疗湿浊中阻所致的肠鸣泄泻、腹痛吐泻转筋；煎汤外洗有祛风湿、止痒的作用，治疗风疹、湿疹；另外，内服可以治疗热中消渴。

主治 用于风湿痹痛，肢体不遂，风疹瘙痒，吐泻转筋，闭经，崩漏。

用量用法 煎服，6~15克，宜包煎。外用适量。

使用注意 血不养筋、手足不遂者禁服。

胡黄连

胡黄连苦，治劳骨蒸，

小儿疳痢[3]，盗汗虚惊。

胡黄连味苦，性寒，归肝、胃、大肠经。能够退虚热、除骨蒸，凉血清热，是治疗阴虚劳热、骨蒸、盗汗、虚惊的常用药物；又善除疳热，尤其宜于小儿疳积发热、消化不良；兼有燥湿之功，善除胃肠湿热，是治疗湿热泻痢的良药。

主治 用于骨蒸潮热，小儿疳热，湿热泻痢，黄疸尿赤，痔疮肿痛。

用量用法 煎服，1.5~9克。

使用注意 脾胃虚寒者慎用。

---

[1] 无辜：即无辜疳，小儿疳积的一种。指疳病头颈生核，形如弹丸，按之转动不痛的病证。

[2] 水道：指体内水液运行、排泄的道路。水道的通行畅达，流通无阻，是维持水液平衡的重要条件。

[3] 小儿疳痢：病证名。指小儿疳疾合并痢疾。症见疳疾，并有腹痛，里急后重，下痢脓血等。多因饮食不洁，寒温失调所致。

使君子

使君甘温，消疳消浊，
泻痢诸虫，总能除却。

使君子味甘，性温，归脾、胃经。有良好的驱虫杀虫作用，且具缓慢的滑利通肠之性，故为驱虫要药，尤其宜于小儿蛔虫、蛲虫病；本品除杀虫外，还有健脾消疳的作用，故常用于治疗小儿疳积面色萎黄、形瘦腹大、腹痛有虫者。

主治 用于蛔虫病，蛲虫病，虫积腹痛，小儿疳积。

用量用法 煎服，9~12克，打碎。作杀虫用，可取仁炒香嚼服，6~9克；小儿每岁1~1.5粒，1日总量不超过20粒。空腹服用，每日1次，连用3天。

使用注意 服药时忌饮浓茶。

赤石脂

赤石脂温，保固肠胃，
溃疡生肌，涩精泻痢。

赤石脂味甘、涩，性温，归大肠、胃经。甘温调中，入于胃肠，长于涩肠止泻，又能止血，因此是治疗久泻久痢、滑脱不禁、下痢脓血时的常用药物，有固涩、保护肠胃的作用；本品质重善入下焦，能够收敛止血，治疗崩漏、带下、便血、遗精、滑泄等下焦不固诸证。外用有收湿敛疮生肌之功，常用于疮疡久溃不敛、湿疮流水、外伤出血等。

主治 用于久泻久痢，大便出血，崩漏带下；外治疮疡久溃不敛，湿疮脓水浸淫。

用量用法 煎服，10~20克。外用适量。

使用注意 不宜与肉桂同用。

青　黛

青黛咸寒，能平肝木，
惊痫疳痢，兼除热毒。

青黛味咸性寒，归肝、肺经。功能平肝清肝，清热凉血，并有止痉定惊之功，可用于治疗暑热惊痫以及小儿疳热、惊痫、痢疾等证；又有清热解毒、凉血消肿、止血的作用，因此可用于温毒发斑以及血热妄行所致的吐血、衄血；并可内用或外敷治疗热毒炽盛所致的咽喉肿痛、喉痹、口舌生疮、火毒疮疡等证。

主治 用于温毒发斑，血热吐衄，胸痛咳血，口疮，痄腮，喉痹，小儿惊痫。

用量用法 内服，1.5~3克，因难溶于水，一般作散剂冲服，或入丸剂。外用适量。

使用注意 胃寒者忌用。

阿 胶

阿胶甘温，止咳脓血，

吐血胎崩，虚羸（léi）[1]

可啜。

阿胶味甘，性温（今通常认为性平），归肺、肝、肾经。长于滋阴补血，又能止血，常用于治疗血虚血寒所致的吐血、咳血、妊娠尿血、胎漏下血、崩漏、产后下血不止等；能够滋阴润肺，治疗阴虚肺热所致的燥咳痰少、咽喉干燥、痰中带血；本品为血肉有情之品，甘平质润，为滋阴补血要药，阴血不足、身体羸弱者服之可取得良好疗效。

主治 用于血虚萎黄，眩晕心悸，肌痿无力，心烦不眠，虚风内动，肺燥咳嗽，劳嗽咯血，吐血尿血，便血崩漏，妊娠胎漏。

用量用法 6~15克。入汤剂宜烊化冲服。

使用注意 因黏腻有碍消化，故脾胃虚弱者慎用。

白 矾

白矾味酸，化痰解毒，

治症多能，难以尽述。

白矾味酸、涩，性寒，归肺、脾、肝、大肠经。酸苦涌泄，内服能祛除风痰；性燥酸涩，外用能解毒杀虫。能够治疗的病证很多，在临床上应用广泛，难以一一列举。

主治 用于湿疹湿疮，脱肛，痔疮，聍耳流脓，阴痒带下，鼻衄齿衄，鼻瘜肉。

用量用法 内服0.6~1.5克，入丸、散服；外用适量，研末撒布、调敷或化水洗患处。

使用注意 阳虚胃弱、无湿热者忌用。

五倍子

五倍子酸，疗齿疳䘌[2]，

痔痈疮脓，兼除风热。

五倍子味酸、涩，性寒，归肺、大肠、肾经。外用有收湿敛疮、解毒消肿之功，能够治疗齿龈溃烂出血的疳证，以及湿疮、溃疡、痔疮、疮痈肿毒诸证；内服又兼有祛除风热的作用。

主治 用于肺虚久咳，肺热痰嗽，久泻久痢，自汗盗汗，消渴，便血痔血，外伤出血，痈肿疮毒，皮肤湿烂。

用量用法 煎服，3~9克；入丸、散服，每次1~1.5克；外用适量。

使用注意 外感风寒或肺有实热之咳嗽及积滞未清之泻痢者忌用。

---

[1]虚羸：是一种泛指，包括气虚、血虚、气虚两虚、阴虚、阳虚、阴阳具虚等。

[2]齿疳䘌：是齿龈腐烂发痒的牙病。

玄明粉

玄明粉辛，能蠲宿垢，
化积消痰，诸热可疗。

玄明粉味辛、咸、苦，性寒，归胃、大肠经。功能清热泻下，且味咸能够软坚润燥，长于清除肠胃中的宿食积垢，故实热积滞、大便燥结者尤为适宜；又能软坚消散痰积，适用于痰实积滞；性寒善于清热，临床广泛应用于胃肠热炽、高热神昏、热证痢疾、痰热互结等多种实热证。

主治 用于实热积滞，大便燥结，腹满胀痛；外治咽喉肿痛，口舌生疮，牙龈肿痛，目赤，痈肿，丹毒。

用量用法 9~15克，冲入药汁内或开水溶化后服。外用适量。

使用注意 孕妇慎用；不宜与硫黄、三棱同用。

通 草

通草味甘，善治膀胱，
消痈散结，能医乳房。

通草味甘、淡，性微寒，归肺、胃经。淡渗利湿，又能入肺引热下行而利小便，是膀胱湿热、小便不利的常用药，治疗石淋、血淋，尤其长于治疗热淋所致的小便不利、淋漓涩痛；又有消肿散结之功，长于通经下乳，多用于产后乳汁不畅或不下，以及积乳所致的乳痈肿痛。

主治 用于湿热淋证，水肿尿少，乳汁不下。

用量用法 煎服，3~6克。

使用注意 孕妇慎用。

枸 杞

枸杞甘温，添精补髓，
明目祛风，阴兴阳起[1]。

枸杞子味甘，性温（今通常认为性平），归肝、肾经。功能滋补肝肾、填精益髓，治疗肝血内亏、虚风上扰所致的视力减退、内障目昏、头晕目眩，以及肾虚所致的阳痿遗精、腰膝酸软、耳聋、牙齿松动、须发早白、失眠多梦诸证。

主治 用于虚劳精亏，腰膝酸痛，眩晕耳鸣，阳痿遗精，内热消渴，血虚萎黄，目昏不明。

用量用法 煎服，6~12克。

使用注意 外邪实热、脾虚有湿及泄泻者忌用。

黄 精

黄精味甘，能安脏腑，
五劳七伤[2]，此药大补。

黄精，味甘，性平，归脾、肺、肾经。功能补气养阴，安补脏腑，是临床上诸多虚证的常用补益药。

主治 用于脾胃气虚，体倦乏力，胃阴不足，口干食少，肺虚燥咳，劳嗽咳血，精血不足，腰膝酸软，须发早白，内热消渴。

用量用法 煎服，9~15克。

使用注意 中寒泄泻、痰湿痞满气滞者忌用。

---

[1] 阴兴阳起：即阴盛阳衰，是人体阴阳之间失去平衡、协调的一种病理状态之一，为寒证。

[2] 五劳七伤：五劳是指肝劳、心劳、脾劳、肺劳、肾劳，一说为久视伤血、久卧伤气、久坐伤肉、久立伤骨、久行伤筋，又一说为志劳、思劳、心劳、忧劳、疲劳。七伤是指食伤、忧伤、饮伤、房室伤、饥伤、劳伤、经络营卫气伤；一指脾伤、肝伤、肾伤、肺伤、心伤、形伤、志伤。此处泛指一切虚证。

何首乌

何首乌甘，添精种子，
黑发悦颜，长生不死。

何首乌味苦、甘、涩，性微温，归肝、肾经。制用可以补肝肾、益精血、乌须发，治疗肾虚无子，精血不足所致的须发早白、面色不华，以及肝肾亏虚所致的腰酸脚弱、头晕眼花等症。本品不寒不燥，为滋补良药，有益寿延年之功。

主治 用于疮痈，瘰疬，风疹瘙痒，久疟体虚，肠燥便秘。

用量用法 煎服，9~30克。

使用注意 大便溏泄及痰湿壅盛者不宜用。妇女胎前产后、月经期、哺乳期，均当慎用或忌用。

五味子

五味酸温，生津止渴，
久嗽虚劳，金水枯竭。

五味子味酸、甘，性温，归肺、心、肾经。能够益气生津止渴，治疗热伤气阴或阴虚内热所致的口渴；又能敛肺止咳，是治疗久咳虚劳喘嗽的要药；本品上敛肺气，下滋肾阴，故对于金水枯竭、肺肾不足所致的久咳等症尤为适宜。

主治 用于久嗽虚喘，梦遗滑精，遗尿尿频，久泻不止，自汗盗汗，津伤口渴，内热消渴，心悸失眠。

用量用法 煎服，3~6克；研末服，1~3克。

使用注意 凡表邪未解、内有实热、咳嗽初起、麻疹初期者，均不宜用。

山茱萸

山茱性温，涩精益髓，
肾虚耳鸣，腰膝痛止。

山茱萸味酸、涩，性微温，归肝、肾经。既能补益肝肾、填精益髓，又能收敛固涩，为固精止遗缩尿之要药，治疗肾虚精关不固所致的遗精、滑精，肾虚膀胱约束失司所致的遗尿、尿频，以及冲任不固所致的崩漏下血、月经过多；又多用于肝肾精血亏虚所致的腰膝酸软、头晕目眩、耳鸣等症。

主治 用于眩晕耳鸣，腰膝酸痛，阳痿遗精，遗尿尿频，崩漏带下，大汗虚脱，内热消渴。

用量用法 煎服，6~12克，急救固脱20~30克。

使用注意 素有湿热而致小便淋涩者不宜服用。

石 斛

石斛（hú）味甘，却惊定志，壮骨补虚，善驱冷痹。

石斛味甘，性微寒，归胃、肾经。有安神定志祛惊的作用；能滋肾阴，常与补肝肾、强腰膝药配伍，共奏补肾壮骨之功，适用于肾阴亏虚、筋骨痿软者。

主治 用于热病津伤，口干烦渴，胃阴不足，食少干呕，病后虚热不退，阴虚火旺，骨蒸劳热，目暗不明，筋骨痿软。

用量用法 煎服，6~12克；鲜品可用15~30克。

使用注意 虚而无火者忌用。

破故纸

破故纸温，腰膝酸痛，
兴阳固精，盐酒炒用。

破故纸又名补骨脂，味苦、辛，性温，归肾、脾经。能够补肾壮阳，治疗肾精亏虚引起的腰膝酸痛，尤其适于肾阳虚所致的腰膝冷痛；常用于治疗肾阳虚所致的阳痿，又能固精缩尿，治疗肾虚遗精、遗尿、尿频。一般用盐酒炒用。

主治 用于肾阳不足，阳痿遗精，遗尿尿频，腰膝冷痛，肾虚作喘，五更泄泻；外用治白癜风，斑秃。

用量用法 煎服，6~15克。

薯蓣

薯蓣（yù）甘温，理脾止泻，
益肾补中，诸虚可治。

薯蓣又名山药，味甘，性温（今通常认为性平），归脾、肺、肾经。能够补脾益气、滋养脾阴，多用于脾气虚弱或气阴两虚，是脾虚大便溏泄或久泻不愈致虚的常用药；又能补肾气、滋肾阴，对于脾肾俱虚者，先后天兼顾，适用于肾气虚所致的腰膝酸软、夜尿频多、遗尿、遗精早泄、女子带下清稀量多等症。因其平补肺、脾、肾三脏，性味平和，适用于一切虚证，是久病体虚或正气不足的进补良药。

主治 用于脾虚食少，久泻不止，肺虚喘咳，肾虚遗精，带下，尿频，虚热消渴。麸炒山药补脾健胃。用于脾虚食少，泄泻便溏，白带过多。

用量用法 煎服，15~30克。麸炒可增强补脾止泻的作用。

使用注意 有实邪者忌服。

苁蓉

苁（cōng）蓉味甘，峻
补精血，若骤用之，更动[1]
便滑。

肉苁蓉味甘、咸，性温，归肾、大肠经。长于补肾阳、益精血，可用于肾阳亏虚、精血不足所致的阳痿早泄、宫冷不孕、腰膝酸痛、痿软无力诸症，是治疗肾虚的良药；且味甘质润，有润肠通便之功，适用于血虚阴亏、久病伤津及老年肾虚引起的大便不通。因其有滑肠的作用，大便溏泄者不宜服，若不辨病证贸然用之，可能反而会导致溏泄加重。

主治 用于肾阳不足，精血亏虚，阳痿不孕，腰膝酸软，筋骨无力，肠燥便秘。

用量用法 煎服，9~15克。

使用注意 阴虚火旺及大便泄泻者禁用。肠胃实热之大便秘结者慎用。

---

[1]更动：更改变动。

菟丝子

菟丝甘平，梦遗滑精，
腰痛膝冷，添髓壮筋。

菟丝子味辛、甘，性平，归肾、肝、脾经。为平补阴阳之品，功能补肾阳、益肾精以固精缩尿，常用于肾精肾阳亏虚所致的阳痿、遗精、尿频、遗尿、宫冷不孕等症；填精益髓，治疗肾虚腰痛及肾阳虚之腰膝冷痛、痿软无力等。

主治 用于肝肾不足，腰膝酸软，阳痿遗精，遗尿尿频，肾虚胎漏，胎动不安，目昏耳鸣，脾肾虚泻；外治白癜风。

用量用法 煎服，10~20克。

使用注意 本品为平补之药，但偏补阳，阴虚火旺、大便燥结、小便短赤者不宜服。

牛 膝

牛膝味苦，除湿痹痿，
腰膝酸痛，小便淋漓。

牛膝味苦、甘、酸，性平，归肝、肾经。功能补肝肾、强筋骨，又有较强的活血化瘀的作用，故可用于肾虚腰膝酸痛，以及风湿痹证关节疼痛、两足痿弱无力等，因其性善下行，尤适用于部位偏下者。又能利水通淋，治疗淋证、水肿、小便不利等。

主治 用于经闭，痛经，腰膝酸痛，筋骨无力，淋证，水肿，头痛，眩晕，牙痛，口疮，吐血，衄血。

用量用法 煎服，6~15克。用于补肝肾、强筋骨时宜酒炙。

使用注意 孕妇慎用。

巴戟天

巴戟辛甘，大补虚损，
精滑梦遗，强筋固本。

巴戟天味辛、甘，性微温，归肾、肝经。功能补肾壮阳，大补虚损，治疗肾阳虚弱、命门火衰所致的阳痿不举，下元虚寒所致的宫冷不孕，以及肾虚失于固摄所致的遗精、滑精、小便不禁；又有强筋骨、祛风湿之效，治疗风湿关节疼痛及肾虚腰膝酸软无力，因其兼有祛风除湿、补肾固本之力，尤其适用于肾阳虚兼风湿之证者。

主治 用于阳痿遗精，宫冷不孕，月经不调，少腹冷痛，风湿痹痛，筋骨痿软。

用量用法 煎服，6~15克。

使用注意 阴虚火旺者忌用。

仙 茅

仙茅味辛，腰足挛痹[1]，
虚损劳伤，阳道兴起。

仙茅味辛，性热，有毒，归肾、肝经。辛散燥烈，有温肾壮阳、祛寒除湿、强健筋骨的作用，故可用于风寒湿痹所致的腰膝冷痛、筋骨痿软，尤以肾虚者为宜。善补命门之火而兴阳道，可治疗命门火衰、虚劳所致的阳痿早泄及精寒不育。

主治 用于阳痿精冷，筋骨痿软，腰膝冷痛，阳虚冷泻。

用量用法 煎服，6~15克。或酒浸服，亦入丸、散。

使用注意 凡阴虚火旺者、有出血者、某些性功能障碍者忌用。

牡 蛎

牡蛎微寒，涩精止汗，
带崩胁痛，老痰祛散。

牡蛎味咸，性微寒，归肝、胆、肾经。煅牡蛎有收敛固涩的作用，通过不同配伍可涩精止汗，治疗自汗、盗汗、遗精、滑精，并可治疗尿频、遗尿、崩漏、带下等滑脱不固诸证。生用有软坚散结之功，治疗痰火郁结之痰核、瘰疬、瘿瘤等，以及气滞血瘀之癥瘕积聚、胁下疼痛。

主治 用于惊悸失眠，眩晕耳鸣，瘰疬痰核，癥瘕痞块。

用量用法 煎服，9~30克，宜打碎先煎。外用适量。收敛固涩、制酸止痛宜煅用，其他宜生用。

使用注意 不宜多服、久服，易引起便秘和消化不良；体虚多寒者忌用。

川楝子

楝子苦寒，膀胱疝气，
中湿伤寒，利水之利。

川楝子又名金铃子，味苦，性寒，有小毒，归肝、胃、小肠、膀胱经。长于行气止痛，治疗肝郁气滞或肝郁化火胸腹诸痛，又可用于疝气痛，以治疗热疝为宜，与暖肝散寒之品配伍可用于寒疝疼痛。善清肝火、除湿热，治疗气滞湿阻、寒湿气滞等；又可利水，用于膀胱湿热、小便不利。

主治 用于肝郁化火，胸胁、脘腹胀痛，疝气疼痛，虫积腹痛。

用量用法 煎服，4.5~9克，外用适量。炒用寒性减低。

使用注意 本品有毒，不宜过量或持续服用。脾胃虚寒者慎用。

萆 薢

萆薢（bì xiè）甘苦，风寒湿痹，腰背冷痛，添精益气。

萆薢味苦，性平，归肾、胃经。长于祛风除湿、通络止痛，常用于治疗风寒湿痹所致的腰膝痹痛、腰背冷痛、筋脉屈伸不利。

主治 用于膏淋，白浊，白带过多，风湿痹痛，关节不利，腰膝疼痛。

用量用法 煎服，9~15克。治疗风湿痹痛可以酒浸用，以增强疗效。

使用注意 肾阴亏虚、遗精滑泄者慎用。

---

[1] 挛痹：病症名。证见筋脉拘挛，肢体麻木疼痛。多由湿热淫盛筋骨所致。

续　断

续断味辛，接骨续筋，
跌仆折损，且固遗精。

续断味苦、辛，性微温，归肝、肾经。功能补益肝肾、强筋健骨，又能通利血脉，活血祛瘀，故有续筋接骨、疗伤止痛的作用，常用于治疗跌打损伤、瘀血肿痛、筋伤骨折；又有温肾助阳之功，治疗肾阳不足、下元虚冷所致的阳痿不举、遗精滑泄、遗尿、尿频等。

主治　用于肝肾不足，腰膝酸软，风湿痹痛，跌仆损伤，筋伤骨折，崩漏，胎漏。

用量用法　煎服，9~15克；或入丸、散。外用适量。崩漏下血宜炒用。

使用注意　风湿热痹者忌服。

龙　骨

龙骨味甘，梦遗精泄，
崩带肠痈，惊痫风热。

龙骨味甘、涩，性平，归心、肝、肾经。有收敛固涩的作用，常配伍相应药物，用于治疗遗精、滑泄、崩漏、带下、自汗、盗汗、尿频、遗尿等多种正虚滑脱之证。功善平肝潜阳，治疗肝阴不足、肝阳上亢所致的头晕目眩、烦躁易怒、惊痫风热、抽搐动风等。

主治　常用于心神不宁，心悸失眠，惊痫癫狂，肝阳上亢，头晕目眩，滑脱诸证，湿疮湿疹，疮疡溃后不敛等。

用量用法　煎服，15~30克，宜先煎。外用适量，有收湿、敛疮、生肌之效，可用于治疗湿疮痒疹、疮痒久溃不敛等。镇惊安神、平肝潜阳宜生用，收敛固涩宜煅用。

使用注意　湿热积滞者不宜使用。

血　余

人之头发，补阴甚捷，
吐衄血晕，风惊痫热。

因发为血之余，故人发又名血余。长于入血而走阴分，煅炭入药，有收涩止血之功，同时又兼能消瘀，有止血而不留瘀的特点，可用于咳血、衄血、吐血、血淋、尿血、便血等多种出血证，既可内服，亦可外用；亦常用于妇科崩漏及产后大出血所致的血晕急证，便捷有效，是临床出血证的常用药。本品苦降下行，化瘀通窍，能够通利水道，导热下行，可用于小便不利。

主治　用于吐血，咯血，衄血，血淋，尿血，便血，崩漏，外伤出血，小便不利。

用量用法　煎服，6~9克；研末服，1.5~3克。外用适量。

使用注意　本品气浊，故胃弱者不宜服。

天灵盖

天灵盖咸，传尸劳瘵，
温疟血崩，投之立瘥。

雀　卵

雀卵气温，善扶阳痿，
可致壮强，当能固闭。

雀卵味甘、酸，性温，归肾经。善补命门之阳气，有温肾阳、益精血、调冲任的作用，主治男子阳痿、疝气，女子血枯、崩漏、带下。

主治　用于男子阳痿，疝气，女子血枯，崩漏，带下。

用量用法　煮食或入丸、散。

使用注意　阴虚火旺者禁服。

鹿　茸

鹿茸甘温，益气滋阴，
泄精尿血，崩带堪任。

鹿茸味甘、咸，性温，归肾、肝经。禀纯阳之性，具生发之气，有壮肾阳、益精血的作用，阴阳兼顾，是治疗肾阳亏虚、精血不足的要药，症见畏寒肢冷、阳痿早泄、宫冷不孕、小便频数、腰膝酸痛、头晕耳鸣等。补益同时又有固摄之功，可用于肾气亏虚所致的遗精、尿血，以及冲任不固所致的崩漏、带下。

主治　用于肾阳不足，精血亏虚，阳痿滑精，宫冷不孕，羸瘦，神疲，畏寒，眩晕，耳鸣，耳聋，腰脊冷痛，筋骨痿软，崩漏带下，阴疽不敛。

用量用法　1~2克，研末吞服；或入丸、散。

使用注意　宜从小剂量开始服用，缓缓增加，不可骤用大量，以免阳升风动，头晕目赤，或伤阴动血。凡发热者均当忌服。

鹿角胶

鹿角胶温，吐衄虚羸，
跌仆伤损，崩带安胎。

鹿角胶味甘、咸，性温，归肝、肾经。功能补肝肾、益精血，适用于肾阳不足、精血亏虚、虚劳羸瘦、跌仆损伤；并有良好的止血作用，临床常用于吐衄便血、崩漏下血以及胎动不安之属于虚寒者。

主治　用于肝肾不足所致的腰膝酸冷，阳痿遗精，虚劳羸瘦，崩漏下血，便血尿血，阴疽肿痛。

用量用法　6~15克，用开水或黄酒加温烊化服，或入丸、散、膏剂。

使用注意　孕妇禁用。

腽肭脐

腽肭脐（wà nà qí）热，
补益元阳，驱邪辟鬼，疰癖
劳伤。

腽肭脐即海狗肾，味咸，性热，归肾经。有补肾壮阳、益
精补髓之功，可治疗诸虚劳损、肾阳亏虚所致的腰膝酸软痿弱、
阳痿不举、精寒不育、尿频便溏等，以及肾阳衰微、下元久冷、
虚寒攻冲所致的心腹冷痛；又可治疗宿血结块、疰癖羸瘦。

主治　用于阳虚祛寒，阳痿遗精，早泄，腰膝痿软，心
腹疼痛。

用量用法　研末服，每次1~3克，每日2~3次；入丸、散
或泡酒服。

使用注意　脾胃挟有寒湿者忌服。

紫河车

紫河车甘，疗诸虚损，
劳瘵骨蒸，滋培[1]根本。

紫河车，又名混沌皮、混元衣，即产妇的胎盘。味甘、
咸，性温，归肺、肝、肾经。有补肾益精之功，既能温补肾
阳，又能滋养精血，是治疗肾阳不足、精血衰少所致足膝无
力、头昏耳鸣、男子遗精、女子不孕等症的常用药；并有补
益气血的作用，治疗产后气血亏虚、乳汁清稀量少、面黄体
倦；还兼能补肺气、滋肺阴，纳气平喘，治疗肺肾虚喘，以
及气阴两虚或阴虚火旺的肺痨骨蒸。本品为血肉有情之品，
阴阳气血兼顾，是培元固本、治疗诸般虚损的良药。

主治　用于虚劳羸瘦，阳痿遗精，不孕少乳，久咳虚喘，
骨蒸劳嗽，面色萎黄，食少气短。

用量用法　1.5~3克，研末装胶囊服，也可入丸、散。鲜
胎盘每次半个至一个，水煮食用。

使用注意　凡有表邪及实证者禁服，脾虚湿困纳呆者
慎服。

枫　香

枫香味辛，外科要药，
瘰疮瘾疹，齿痛亦可。

枫香脂味辛、苦，性平，归肺、脾经。有调气血、消痈
疽的作用，是外科要药，能治疗疥疮、风疹皮肤瘙痒，以及
痈疽恶疮；外擦可用于治疗牙痛。

主治　用于跌仆损伤，痈疽肿痛，吐血，衄血，外伤出血。
用量用法　内服，3~5克，或入丸、散。外用适量。
使用注意　孕妇禁服。

---

[1] 滋培：栽培，养育。

檀 香

檀香味辛，升胃进食，
霍乱腹痛，中恶[1]鬼气。

檀香味辛，性温，归脾、胃、心、肺经。长于理脾胃、调肺气、温散寒邪、利膈宽胸，有行气止痛、散寒调中之功。可用于寒凝气滞所致的胃脘胸腹冷痛、食欲不振，寒邪中阻所致的呕吐不食、挥霍撩乱，以及寒湿停于胃脘所致的恶心、胀闷。

主治 用于寒凝气滞，胸膈不舒，胸痹心痛，脘腹疼痛，呕吐食少。

用量用法 煎服，2~5克，宜后下。入丸、散，1~3克。

使用注意 阴虚火盛、动血致嗽者勿用。

安息香

安息香辛，辟邪驱恶，
逐鬼消蛊，鬼胎能落。

安息香味辛、苦，性平，归心、肝、脾经。气味芳香辛散，善能祛除秽恶之气，有开窍醒神和行气活血的作用，可治疗突然昏厥或胸腹胀满作痛等；并有堕死胎的作用。

主治 用于中风痰厥，气郁暴厥，中恶昏迷，心腹疼痛，产后血晕，小儿惊风。

用量用法 0.5~1克，入丸、散服。

使用注意 阴虚火旺者慎服。

苏合香

苏合香甘，诛恶杀鬼，
蛊毒痓痓（zhì）[2]，梦魇（yǎn）[3]能起。

苏合香味辛，性温，归心、脾经。辛香气烈，功能辟秽化浊，常用于中风痰厥、惊痫等属于寒邪、痰浊内闭者，又可用于梦魇。

主治 用于中风痰厥，猝然昏倒，胸痹心痛，胸腹冷痛，惊痫。

用量用法 入丸、散，0.3~1克。外用适量，不入煎剂。

使用注意 体虚无瘀者慎用，孕妇忌用。

熊 胆

熊胆味苦，热蒸黄疸，
恶疮虫痔，五疳[4]惊痫。

熊胆味苦，性寒，归肝、胆、心经。有凉心清肝、息风止痉的作用，主治肝火炽盛、热极生风所致的高热惊风、癫痫、子痫、小儿痰热惊痫、手足抽搐；又能清热解毒、消散痈肿，常外用调涂，治疗热毒蕴结所致的疮疡痈疽、痔疮肿毒等；还可用于热蒸黄疸、小儿疳积、风虫牙痛等。

用量用法 内服，0.25~0.5克，入丸、散。因本品味腥苦，口服易引起呕吐，故宜用胶囊剂。外用适量，调涂患处。

---

[1]中恶：病名，又称客忤、卒忤。感受秽毒或不正之气，突然厥逆，不省人事。

[2]痓：音志，作强直解。

[3]梦魇：魇，音掩。其症恶梦离奇，或如有重物压身，常突然惊觉。

[4]五疳：五种疳证合称，一云心疳、肝疳、脾疳、肺疳、肾疳（见《小儿药证直诀》），一云白疳、赤疳、蛲疳、疳蟨、黑疳（见《诸病源候论》）。

硇 砂

硇（náo）砂有毒，溃痈
烂肉，除翳生肌，破癥消毒。

硇砂味咸、苦、辛，性温，有毒。有透破痈肿、腐蚀烂肉、行瘀血、破癥块、生肌解毒和消除眼中翳膜或胬肉的作用，可用于恶疮、痈肿疔毒，未化脓时可使消散，已成脓时可使早日穿溃。外用有消散癥瘕积块的作用；生用败肉，可外用除瘜肉、胬肉。

主治 用于癥瘕积聚，噎膈反胃，喉痹肿痛，痈肿，瘰疬，翳障，息肉，赘疣。

用量用法 内服，一次0.3~0.6克，只入丸、散剂。外用适量。

使用注意 内服宜慎，不宜过量，孕妇禁服。肝、肾功能不全及溃疡病患者慎服。生品有腐蚀性，忌内服，只作外用。

硼 砂

硼砂味辛，疗喉肿痛，
膈上热痰，噙化[1]立中。

硼砂味辛（今通常认为味甘、咸），性凉，归肺、胃经。有清热解毒、消肿防腐之功，又能清肺化痰，含化可治疗痰热偏上及咽喉肿痛者。

主治 用于痰热咳嗽，喉痹，鹅口疮，噎膈积聚，诸骨鲠喉，目赤翳障，胬肉攀睛，阴部溃疡。

用量用法 内服，1.5~3克，入丸、散用。外用适量，研极细末撒或调敷患处。

使用注意 体虚者慎服。

朱 砂

朱砂味甘，镇心养神，
祛邪杀鬼，定魄安魂。

朱砂味甘，性微寒，有毒，归心经。功能镇静清心安神，治疗心火亢盛、内扰神明所致的心神不宁、惊悸怔忡、烦躁不眠，以及阴虚火旺、扰于心神所致的失眠多梦、五心烦热，是安神定志的要药。

主治 用于心悸易惊，失眠多梦，癫痫发狂，小儿惊风，视物昏花，口疮，喉痹，疮疡肿毒。

用量用法 内服，只宜入丸、散服，每次0.5~1克，不宜入煎剂。外用适量。

使用注意 本品有毒，不宜大量服用，也不宜少量久服；孕妇及肝肾功能不全者禁用。

---

[1] 噙化：即含化，又称噙含，是将药物噙在口中含化用以治病的方法。

硫 黄

硫黄性热，扫除疥疮，
壮阳逐冷，寒邪难当。

硫黄味酸，性温，有毒，归肾、大肠经。外用有解毒杀虫、燥湿止痒之功，是治疗疥疮、湿疹、阴疽疮疡、顽癣瘙痒的要药；内服入肾，大补命门之火而助元阳，可用于肾阳衰微、下元虚冷所致的腰膝冷痛无力、失精遗尿，以及肾不纳气之虚喘证；又能补虚而温暖肾与大肠，有通便之效，故可攻逐寒邪治疗冷泻腹痛。硫黄乃纯阳之品，有较强的攻散寒邪之力。

主治 外治用于疥癣，秃疮，阴疽恶疮；内服用于阳痿足冷，虚喘冷哮，虚寒便秘。

用量用法 外用适量，研末敷或加油调敷患处。内服，1.5~3克，炮制后入丸、散服。

使用注意 孕妇慎用。不宜与芒硝、玄明粉同用。

龙 脑

龙脑味辛，目痛头痹，
狂躁妄语，真为良剂。

龙脑即冰片，味辛、苦，性微寒，归心、脾、肺经。有清热解毒、泻火止痛、明目退翳、消肿之功，是五官科的常用药，外用点眼可治疗目赤肿痛，又可研末吹敷患处治疗咽喉肿痛、风热喉痹及口舌生疮。冰片还有开窍醒神的作用，适用于痰热内闭、狂躁谵语、暑热卒厥、小儿惊风等证，实为凉开之良剂。

主治 用于热病神昏、惊厥，中风痰厥，气郁暴厥，中恶昏迷，胸痹心痛，目赤，口疮，咽喉肿痛，耳道流脓。

用量用法 入丸、散，每次0.15~0.3克。外用适量，研粉点敷患处。不宜入煎剂。

使用注意 孕妇慎用。

芦 荟

芦荟气寒，杀虫消疳，
癫痫惊搐，服之即安。

芦荟味苦，性寒，归肝、胃、大肠经。能够杀虫疗疳，治疗小儿疳积，症见虫积腹痛、面色萎黄、形瘦体弱；有清肝泻火之功，治疗肝经火旺所致的头晕头痛、便秘溲赤、烦躁易怒，及肝风内动所致的癫痫、惊痫抽搐等。

主治 用于热结便秘，惊痫抽搐，小儿疳积；外治癣疮。

用量用法 入丸、散服，每次1~2克。外用适量，可治疗癣疮。

使用注意 孕妇慎用。

天竺黄

天竺黄甘，急慢惊风，
镇心解热，驱邪有功。

天竺黄味甘，性寒，归心、肝经。有清化热痰、清心定惊之功，可治疗小儿急慢惊风、痰热癫痫、热病神昏以及痰热咳喘，是清化痰热之邪的良药。

主治 用于热病神昏，中风痰迷，小儿痰热惊痫、抽搐、夜啼。

用量用法 煎服，3~6克；研末冲服，每次0.6~1克。

使用注意 无湿热痰火者慎服，脾虚胃寒便溏者禁服。

麝 香

麝香辛温，善通关窍，
伐鬼安惊，解毒甚妙。

麝香味辛，性温，归心、脾经。本品气极香，走窜之性甚烈，有很强的开窍通闭、辟秽化浊的作用，为醒神回苏之要药，适用于各种原因所致的闭证神昏。因味辛善行，还有活血散结、消肿解毒之效，常用于疮疡肿毒、瘰疬痰核、咽喉肿痛。

主治 用于热病神昏，中风痰厥，气郁暴厥，中恶昏迷，经闭，癥瘕，难产死胎，胸痹心痛，心腹暴痛，跌仆伤痛，痹痛麻木，痈肿瘰疬，咽喉肿痛。

用量用法 入丸、散，每次0.03~0.1克。外用适量。不宜入煎剂。

使用注意 孕妇禁用。

乳 香

乳香辛苦，疗诸恶疮，
生肌主痛，心腹尤良。

乳香味辛、苦，性温，归心、肝、脾经。能够活血消痈、祛腐生肌，通过不同的配伍，可用于疮疡肿毒的各个时期，包括初起、成脓期、溃脓期，以及瘰疬、痰核肿块坚硬不消；又能散瘀止痛，用于跌打损伤，是伤科要药。有活血行气止痛之功，适用于各种痛证，如胸痹心痛、胃脘疼痛、产后腹痛、痛经、闭经、风寒湿痹等证属气滞血瘀者，尤以胸腹痛证为良。

主治 用于胸痹心痛，胃脘疼痛，痛经经闭，产后瘀阻，癥瘕腹痛，风湿痹痛，筋脉拘挛，跌打损伤，痈肿疮疡。

用量用法 煎服，3~9克，宜炒去油用。外用适量，生用或炒用，研末外敷，多用于疮疡溃破久不收口者。

使用注意 孕妇及胃弱者慎用。

没 药

没药温平，治疮止痛，
跌打损伤，破血通用。

没药味辛、苦，性平，归心、肝、脾经。功效主治与乳香相似，有活血止痛、消肿生肌之功，适用于疮疡肿毒、跌打损伤，以及气滞血瘀诸证。

主治 用于胸痹心痛，胃脘疼痛，痛经经闭，产后瘀阻，癥瘕腹痛，风湿痹痛，跌打损伤，痈肿疮疡。

用量用法 煎服，3~9克。外用适量。

使用注意 孕妇及胃弱者慎用。

阿　魏

阿魏性温，除癥破结，
却鬼杀虫，传尸可灭。

阿魏味苦、辛，性温，归肝、脾、胃经。长于行散，有化癥消痞散结的作用，常用于治疗腹中痞块、瘀血癥瘕等证，亦可入膏药外用；又能消食化滞，适用于各种食积，尤其适合与山楂同用以消导肉食积滞。

主治　用于肉食积滞，瘀血癥瘕，腹中痞块，虫积腹痛。

用量用法　内服，1~1.5克，多入丸、散，不宜入煎剂。外用适量，多入膏药。

使用注意　孕妇禁用。

水　银

水银性寒，治疥杀虫，
断绝胎孕，催生立通。

水银味辛，性寒，有毒，归心、肝、肾经。有杀虫攻毒的作用，可外用治疗疥癣恶疮等皮肤病，以及梅毒、痔漏等。又有催生、堕胎的作用，但因其毒性较大，现多不用。

用量用法　外用适量，多与他药相配调成软膏外敷治疗皮肤疾患。因毒性大，一般不内服。

轻　粉

轻粉性燥，外科要药，
杨梅诸毒，杀虫可托。

轻粉又名汞粉、水银粉，味辛，性寒，有毒，归大肠、小肠经。性燥烈，外用有较强的攻毒杀虫止痒及敛疮生肌的作用，可治疗疮疡溃烂、疥疮瘙痒、湿疹顽癣、黄水疮、酒齄鼻、梅毒下疳、痤疮等外科病证。

主治　外治用于疥疮，顽癣，臁疮，梅毒，疮疡，湿疹；内服用于痰涎积滞，水肿臌胀，二便不利。

用量用法　外用适量，研末调涂或干掺，或制膏外贴。内服，每次0.1~0.2克，入丸、散服。

使用注意　本品有毒，不可过量；内服慎用；孕妇禁服。

灵　砂

灵砂性温，能通血脉，
杀鬼辟邪，安魂定魄。

灵砂味甘，性温，有毒，归心、胃经。能够通利血脉、安神定惊，治疗小儿惊吐噎膈，心悸、怔忡、失眠等证。

主治　头晕吐逆，反胃，小儿惊吐噎膈，心腹冷痛，心悸，怔忡，失眠，遗精。

用量用法　研末，0.3~1克，每日1次，或入丸散。

使用注意　不宜久服，不能过量。虚证者慎服。孕妇禁服。入药忌用火煅。

砒霜

砒霜大毒，风痰可吐，
截疟除哮，能消沉痼(gù)[1]。

砒霜是砒石升华的精制品，砒石又名信石、人言。砒霜味辛，性大热，有大毒，归肺、肝经。内服有劫痰平喘、截疟之功，治疗风痰、寒痰、哮喘等经久不愈的沉痼痼疾，古用其治疗疟疾，现少用。

用量用法　内服，一次0.002~0.004克，入丸、散。外用适量，研末撒敷，宜作复方散剂或入膏药。

雄黄

雄黄甘辛，辟邪解毒，
更治蛇虺，喉风瘜(xī)肉[2]。

雄黄味辛，性温，有毒，归肝、胃、大肠经。有解毒辟邪、燥湿杀虫的作用，外用或内服均可以毒攻毒、杀虫疗疮，可用于痈肿疔疮、湿疹疥癣，以及虫蛇咬伤、虫积腹痛；又能祛风痰、消涎积，治疗喉风及小儿喘满咳嗽；外用还有祛除瘜肉的作用。

主治　用于痈肿疔疮，蛇虫咬伤，虫积腹痛，惊痫，疟疾。

用量用法　外用适量，研末敷，香油调搽或烟熏。内服0.05~0.1克，入丸、散用。

使用注意　内服宜慎；不可久用；孕妇禁用。

珍珠

珍珠气寒，镇惊除痫，
开聋磨翳，止渴坠痰。

珍珠味甘、咸，性寒，归心、肝经。有重镇安神定惊之效，主治心神不宁、心悸失眠、多梦健忘等症；又善清心、肝之热而定惊止痉，用于小儿痰热之急惊风、高热神昏、痉挛抽搐，及小儿惊啼、夜啼。能够清肝明目退翳，外用滴眼常用于肝经风热或肝火上攻所致的目赤翳障、视物不清，对肝火上炎所致的耳聋也有一定疗效。止渴坠痰现临床不常用。

主治　用于惊悸失眠，惊风癫痫，目赤翳障，疮疡不敛，皮肤色斑。

用量用法　内服入丸、散用，0.1~0.3克。外用适量。

使用注意　脾胃虚寒、气虚下陷者及孕妇慎用。

牛黄

牛黄味苦，大治风痰，
定魄安魂，惊痫灵丹。

牛黄味苦，性凉，归心、肝经。功能清心化痰、开窍醒神、安魂定魄、息风止痉，常用于治疗热入心包或痰阻心窍所致的高热神昏、痰涎壅盛，以及痰厥昏仆、癫痫、小儿惊风等证。

主治　用于热病神昏，中风痰迷，惊痫抽搐，癫痫发狂，咽喉肿痛，口舌生疮，痈肿疔疮。

用量用法　入丸、散，每次0.15~0.35克。外用适量，研末敷患处。

使用注意　孕妇慎用。

---

[1]痼：即痼疾，指经久难治愈的病。

[2]瘜肉：同息肉。因黏膜发育异常而形成的像肉质的突起，多发生在鼻腔或肠道内。

琥　珀

琥珀味甘，安魂定魄，
破瘀消癥，利水通淋。

琥珀味甘，性平，归心、肝、膀胱经。功能镇惊安神，主治心神不宁、心悸怔忡、失眠健忘、小儿惊风；又有活血通经、散瘀消癥之功，治疗气滞血瘀所致的痛经经闭、心腹刺痛，与化坚消积药同用可治疗癥瘕积聚；利水通淋，用于淋证、尿频、尿痛及癃闭小便不利证。

主治　主治失眠，惊悸，惊风，癫痫，瘀血闭经，产后腹痛，积聚，血淋血尿，目生翳障。

用量用法　研末冲服，或入丸、散，每次1.5~3克。外用适量。不入煎剂，忌火煅。

使用注意　阴虚内热及无瘀滞者慎服。

血　竭

血竭味咸，跌仆伤损，
恶毒疮痈，破血有准。

血竭味甘、咸，性平，归肝经。有散瘀止痛之功，又兼有止血之效，止血而不留瘀，适用于跌打损伤、筋骨疼痛、外伤出血、血痔肠风等，是伤科及血瘀痛证之要药；外用有敛疮生肌的作用，治疗疮疡久溃不敛。

主治　用于跌打损伤，心腹瘀痛，外伤出血，疮疡不敛。

用量用法　内服多入丸、散，或研末服，每次1~2克。外用适量，研末外敷。

使用注意　凡无瘀血者慎服。

石钟乳

石钟乳甘，气乃慓悍（piāo hàn）[1]，益气固精，明目延寿。

石钟乳味甘，性温，归肺、肾、胃经。药力较为猛烈慓悍，有补气固精、益寿延年的作用，可用于肾虚所致的阳痿、遗精、目暗不明。

用量用法　煎服，9~15克。

阳起石

阳起石甘，肾气乏绝[2]，
阴痿不起，其效甚捷。

阳起石味甘（今通常认为味咸），性温，归肾经。能够温肾壮阳、强阳起痿，用于男子阳痿遗精，女子宫冷不孕、崩中带下，及腰膝冷痛等，取效甚为快捷。

主治　肾阳虚衰，腰膝冷痹，男子阳痿遗精，寒疝腹痛，女子宫冷不孕，崩漏，癥瘕。

用量用法　煎服，3~6克，或入丸、散。

使用注意　阴虚火旺者禁服，不宜久服。

---

[1]慓悍：敏捷而勇猛。

[2]乏绝：多指暂时供应不继；穷尽，短缺；耗竭。

桑椹子

桑椹子甘，解金石燥，

清除热渴，染须发皓[1]。

桑椹味甘、酸，性寒，归肝、肾经。功能生津止渴、补养阴血，能够解矿物金石之燥性，治疗热病津伤口渴、消渴等证；又能补益肝肾之阴，适用于肝肾阴虚所致的头晕耳鸣、目暗昏花、失眠不寐、须发早白等。

主治 用于肝肾阴虚，眩晕耳鸣，心悸失眠，须发早白，津伤口渴，内热消渴，肠燥便秘。

用量用法 煎服，9~15克。

使用注意 脾胃虚寒便溏者禁用。

蒲公英

蒲公英苦，溃坚消肿，

结核能除，食毒堪用。

蒲公英味苦、甘，性寒，归肝、胃经。为清热解毒、消痈散结之佳品，主治疔疮肿毒、肠痈、肺痈、咽喉肿痛等内外热毒疮痈诸证，因其兼有通乳疏郁之功，又为治疗乳痈的要药。又可用于食物中毒的解毒。

主治 用于疔疮肿毒，乳痈，瘰疬，目赤，咽痛，肺痈，肠痈，湿热黄疸，热淋涩痛。

用量用法 煎服，9~15克。治疗疮痈可浓煎内服，外疡可以鲜品捣汁内服，渣敷患处，或煎汤熏洗。

使用注意 用量过大可致缓泻。

石 韦

石韦味苦，通利膀胱，

遗尿或淋，发背疮疡。

石韦味甘、苦，性微寒，归肺、膀胱经。长于通利膀胱、利尿通淋，治疗淋证小便不利、淋沥失禁；因兼有止血之效，尤其适宜于血淋；又能凉血解毒，治疗发背等疮疡肿毒。

主治 用于热淋，血淋，石淋，小便不通，淋沥涩痛，肺热喘咳，吐血，衄血，尿血，崩漏。

用量用法 煎服，6~12克。

使用注意 阴虚及无湿热者忌服。

萹 蓄

萹蓄（biān xù）味苦，疥瘙疽痔，小儿蛔虫，女人阴蚀[2]。

萹蓄味苦，性微寒，归膀胱经。功能燥湿杀虫止痒，煎服或煎汤外洗、熏洗患处，可治疗小儿虫症肛门瘙痒、湿疹、湿疮、阴痒、阴疮、疥疮等；善杀"三虫"，治疗蛔虫、蛲虫、钩虫病。

主治 用于热淋涩痛，小便短赤，虫积腹痛，皮肤湿疹，阴痒带下。

用量用法 煎服，9~15克，鲜品加倍。外用适量。

使用注意 脾虚者慎用。

---

[1] 皓：洁白。

[2] 阴蚀：又名阴疮、阴蚀疮，病因湿热下注、郁蒸生虫、虫蚀阴中所致，症见阴部溃烂，形成溃疡，或痛或痒，肿胀坠痛，多伴有赤白带下。

赤　箭

赤箭味苦，原号定风，
杀鬼蛊毒，除疝疗痈。

赤箭又名定风草，即天麻苗，以其茎如箭杆、色赤得名。味苦（今通常认为味辛），性温，能够祛除蛊毒恶气，通血脉、消痈肿，并可治疗寒疝下血。

主治　用于息风止痉，平抑肝阳，祛风通络。

使用注意　使御风草根，勿使赤箭，二者若同用，即令人有肠结之患。

鸡内金

鸡内金寒，溺遗精泄，
禁利漏崩，更除烦热。

鸡内金味甘，性寒（今通常认为性平），归脾、胃、小肠、膀胱经。功能固精缩尿止遗，治疗肾虚遗精、遗尿，并能涩止泄利、崩漏下血，又能解热除烦。

主治　用于食积不消，呕吐泻痢，小儿疳积，遗尿，遗精，石淋涩痛，胆胀胁痛。

用量用法　煎服，3~9克；研末服，每次1.5~3克。

使用注意　脾虚无积滞者慎用。

鳗鲡鱼

鳗鲡（mán lí）鱼甘，劳瘵杀虫，痔漏疮疹，崩疾有功。

鳗鲡鱼味甘，性平，归肝、肾经。有健脾补肺、解毒杀虫之效，用于肺痨咳嗽、骨蒸潮热、消瘦体倦，以及小儿疳积、虫证、痔漏便血、瘰疬、疮疡肿毒等证；益肾固冲，可用于妇科崩漏带下。

用量用法　煮食，100~250克。外用烧灰存性，研末调敷。

螃　蟹

螃蟹味咸，散血解结，
益气养精，除胸烦热。

螃蟹味咸，性微寒，归肝、肾经。能够活血散瘀解结、益气续筋接骨，治疗跌打损伤、损筋折骨、血瘀肿痛，及妇科产后血瘀腹痛、难产、胎衣不下；兼有清热除烦之效。

用量用法　煎汤，或焙干研末，或入丸、散。亦可焙干研末或生用捣烂，外敷治疗疥癣。

马　肉

马肉味辛，堪强腰脊。
自死老死，摒弃勿食。

马肉味辛（现通常认为味甘、酸），性寒。能够强腰脊、壮筋骨，主治痿痹、筋骨无力。古人认为马病死或老死者，肉不可食，宜摒弃之。

用量用法　煮食，适量。外用煮汁洗，或研末调敷。

白　鸽

白鸽肉平，解诸药毒，
能除疥疮，味胜猪肉。

鸽肉味咸，性平，归肺、肝、肾经。功能祛风解毒，治疗恶疮、疥癞；平阴阳，和气血，解百药毒。

用量用法　煮食，适量。

兔　肉

兔肉味辛，补中益气，
止渴健脾，孕妇勿食。

兔肉味辛（现通常认为味甘），性寒，归肝、大肠经。功能健脾益气、清热止渴，主治胃热消渴、虚弱羸瘦，以及胃热呕吐。孕妇不宜服。

用量用法　煎汤或煮食，50~150克。

牛　肉

牛肉属土，补脾胃弱，
乳养虚羸，善滋血涸（hé）[1]。

牛肉味甘，性平。功能补脾胃、益气血、强筋骨，主治脾胃虚弱、气血不足、虚劳羸瘦、腰膝酸软等。牛乳有补虚损、益肺胃、养血、生津、润燥、解毒之功，主治虚弱劳损、反胃噎膈、血虚便秘等证。

用量用法　牛肉煮食、煎汤，或入丸剂。牛乳煮饮。

猪　肉

猪肉味甘，量食补虚，
动风痰物，多食虚肥。

猪肉味甘、咸，性微寒，归脾、胃、肾经。功能补虚、滋阴、润燥，主治体虚羸瘦、热病伤津、燥咳、消渴、便秘。多食令人虚肥，又能动风、助湿、生痰，故湿热、痰滞内蕴、虚人动风均不宜服，亦不可久服多食。

用量用法　煮食，30~60克。

---

[1]涸：干涸。

羊　肉

羊肉味甘，专补虚羸，

开胃补肾，不致阳痿。

羊肉味甘，性热，归脾、胃、肾经。功能温中暖肾、益气补虚，主治脾胃虚寒所致的食少反胃、虚寒泻痢，以及肾阳不足所致的腰膝酸软、阳痿、小便频数、寒疝，以及虚劳羸瘦、产后少气缺乳。

用量用法　煮食或煮汤，125~250克，或入丸剂。

雄鸡肉

雄鸡味甘，动风助火，

补虚温中，血漏亦可。

雄鸡味甘，性温，归脾、胃经。功能温中益气、填精充髓，主治虚劳羸瘦、病后体虚、食少纳呆、水肿、小便频数，以及妇科崩漏、带下、产后缺乳。因其性温，生热动风，故有外邪者不宜服。

用量用法　煮食或炖汤。

鸭　肉

鸭肉散寒，补虚劳怯，

消水肿胀，退惊痫热。

鸭肉味甘咸，性凉，归脾、胃、肺、肾经。功能滋阴养胃、补中益气、利水消肿，主治痨热骨蒸、咳嗽、水肿、病后虚热；又有消毒热、退惊痫的作用。

用量用法　煮食或炖汤。

鲤　鱼

鲤鱼味甘，消水肿满，

下气安胎，其功不缓。

鲤鱼味甘、平，归脾、肾、胃、胆经。有健脾和胃、下气利水之功，主治胃痛、泄泻、水湿肿满、小便不利、脚气、黄疸、咳嗽气逆；又有安胎、通乳之用，治疗妇科胎动不安、妊娠水肿、产后乳汁稀少。虽多用于食疗之品，利水下气的功效却颇为快捷。

用量用法　蒸食或煮食、炖汤。

鲫　鱼

鲫鱼味甘，和中补虚，

理胃进食，肠澼泻痢。

鲫鱼味甘，性平，归脾、胃、大肠经。功能健脾和胃补虚，主治脾胃虚弱、纳少反胃及产后体虚缺乳、乳汁不行；利水消肿，治疗湿盛肠澼泄痢、水肿。

用量用法　煮食或炖汤，或煅研入丸、散。

驴 肉

驴肉微寒，安心解烦，
能发痼疾，以动风淫。

驴肉味甘、酸，性微寒（现通常认为性平）。能够补益血气，主治劳损气血虚弱，又能安心气而除烦。因本品能动风、发痼疾，邪气未尽者不宜服。

用量用法 煮食。孕妇不宜服，又不宜与猪肉同食。

鳝 鱼

鳝鱼味甘，益气补中，
能去狐臭，善散湿风。

鳝鱼味甘，性温，归肝、脾、肾经。功能益气养血、补益中气，治疗虚劳、疳积、产后虚羸；祛风除湿，治疗风寒湿痹；又有去狐臭的作用。

用量用法 煮食，100~250克；或捣肉为丸；或研末。外用剖片贴敷，可用于痔漏、臁疮。

白鹅肉

白鹅肉甘，大补脏腑，
最发疮毒，痼疾勿与。

鹅肉味甘，性平。功能益气补虚，补中气、和脏腑，主治虚羸、消渴。易发疮毒、痼疾，多食令人生疮疥，故患肿毒及痼疾者不宜服。

用量用法 煮食。

犬 肉

犬肉性温，益气壮阳，
炙食作渴，阴虚禁尝。

犬肉味咸、酸，性温，归脾、胃、肾经。功能益气补虚、温补中下二焦，补脾暖胃、温肾壮阳填精，主治脾胃虚寒所致的脘腹胀满、饮食不化，以及肾阳虚衰所致的浮肿、腰膝酸软、冷痛、阳痿。阴虚内热、素多痰火及热病者不宜服。

用量用法 内服，煮食。

鳖 肉

鳖肉性冷，凉血补阴，
癥瘕勿食，孕妇勿侵。

鳖肉味甘，性寒（今通常认为性平），归肝经。功能滋阴补肾，清退虚热，主治虚劳羸瘦、骨蒸痨热、久疟、久痢、崩漏、带下诸证。孕妇勿食。

用量用法 煮食，或入丸剂。

芡　实

芡实味甘，能益精气，
腰膝酸痛，皆主湿痹。

芡实味甘、涩，性平，归脾、肾经。功能益肾固精，治疗肾精亏虚所致的腰膝酸软疼痛；又可用于湿痹腰脊膝痛。

主治　用于遗精滑精，遗尿尿频，脾虚久泻，白浊，带下。

用量用法　煎服，9~15克。

石莲子

石莲子苦，疗噤口痢，
白浊遗精，清心良剂。

石莲子味甘、涩、微苦，性寒，归脾、胃、心经。功能清热利湿、开胃进食，是治疗热毒噤口痢的要药；涩精止遗，治疗遗精、淋浊、带下；清心除烦止渴，是治疗热病烦渴，及虚火上炎所致五心烦热的良药。

主治　用于脾虚泄泻，带下，遗精，心悸失眠。

用量用法　煎服，9~12克。清利湿热生用，清心宁神连心用。

使用注意　中满痞胀及大便燥结者忌用。

藕

藕味甘甜，解酒清热，
消烦逐瘀，止吐衄血。

藕味甘，性寒，归心、肝、脾、胃经。功能清热生津除烦，治疗热病烦渴及病后虚渴；能解酒毒；凉血散瘀，治疗瘀血不散诸证；兼能止血，止血而无留瘀之患，常用于呕血、吐血、衄血、下血诸血证。

主治　用于吐血，咯血，衄血，尿血，崩漏。

用量用法　内服生食、捣汁或煮食。

使用注意　脾胃虚寒、易腹泻者不宜食用生藕。

龙眼肉

龙眼味甘，归脾益智，
健忘怔忡(zhēng chōng)[1]，
聪明广记。

龙眼肉味甘，性温，归心、脾经。功能补益心脾、养血安神，用于思虑过度、劳伤心脾、惊悸怔忡、失眠健忘，以及年老体衰或产后、大病之后的气血亏虚、倦怠乏力、面色不华。

主治　用于气血不足，心悸怔忡，健忘失眠，血虚萎黄。

用量用法　煎服，9~15克；大剂量可用30~60克。

使用注意　脾胃有痰火及湿滞停饮、消化不良、恶心呕吐者忌用。孕妇，尤其妊娠早期，则不宜用龙眼肉，以防胎动及早产等。

---

[1]怔忡：病名。是心悸的一种，是指多因久病体虚、心脏受损导致气血、阴阳气虚，或邪毒、痰饮、瘀血阻滞心脉，日久导致心失濡养，心脉不畅，从而引起的心中惕惕不安，不能自控的一种病证，常和惊悸合并为心悸。

莲　须

莲须味甘，益肾乌须，
涩精固髓，悦颜补虚。

莲须味甘、涩，性平，归肾、肝经。功能清心益肾、涩精固髓，乌须发、悦颜色、补虚损，治疗遗精、尿频、遗尿及带下、吐血、崩漏。

主治　用于遗精滑精，带下，尿频。

用量用法　煎服，3~9克，或入丸、散。

柿　子

柿子气寒，能润心肺，
止渴化痰，涩肠止痢。

柿子味甘、涩，性凉，归心、肺、大肠经。功能清热润肺、生津止渴、化痰解毒，主治咳嗽、吐血、热渴；又有涩肠之效，治疗肠澼、泻痢等证。

用量用法　作食品或煎汤，或烧炭研末，或在未成熟时捣汁冲服。

石榴皮

石榴皮酸，能禁精漏，
止痢涩肠，染须尤妙。

石榴皮味酸、涩，性温，有小毒，归大肠经。能够涩精止遗，治疗遗精、滑精；涩肠止泻，为久泻久痢的常用药。外用可染须发。

主治　用于久泻，久痢，便血，脱肛，崩漏，带下，虫积腹痛。

用量用法　煎服，3~9克。入汤剂生用，入丸、散多炒用，止血多炒炭用。

使用注意　痢未尽者禁用。

陈仓米

陈仓谷米，调和脾胃，
解渴除烦，能止泻痢。

陈仓米味甘、淡，性平，归脾、胃、大肠经。功能补中益气、调和脾胃，主治脾胃虚弱、食少乏力；又可祛湿热、除烦渴，治疗热病烦渴；利小便、止泄痢，治疗泄泻、噤口痢。

用量用法　煎汤，或入丸、散。

莱菔子

莱菔（lái fú）子辛，喘咳下气，倒壁冲墙，胀满消去。

莱菔子味辛、甘，性平，归肺、脾、胃经。功能降气化痰、止咳平喘，特别适用于咳喘痰壅，胸闷兼食积者；长于消食化积，尤善行气消胀，用于食积气滞所致的脘腹胀满疼痛，行气导滞力强，如倒壁冲墙之势。

主治　用于饮食停滞，脘腹胀痛，大便秘结，积滞泻痢，痰壅喘咳。

用量用法　煎服，6~9克。消食下气化痰宜炒用；古方中载有单用生品研服以涌吐风痰。

使用注意　故气虚及无食积、痰滞者慎用。不宜与人参同用。

芥 菜

芥（jiè）菜味辛，除邪通鼻，
能利九窍，多食通气。

芥菜味辛，性温，归肺、胃、肾经。功能除邪气、止咳嗽、利肺豁痰，治疗寒饮咳嗽、痰滞气逆、胸膈满闷；和中通窍，利九窍、明耳目，多食有通气之功。

用量用法 内服煎汤，9~15克，或鲜品捣汁。外用煎水熏洗或烧存性研末敷患处。

浆 水

浆水味酸，酷热当茶，
除烦消食，泻痢堪夸。

浆水味酸、甘，性微温。功能调中和胃、生津止渴，暑季代茶饮有清暑除烦之效，又能消食止渴、开胃止呕、调和脏腑，用于伤食泻痢、霍乱吐泻、呕哕。

用量用法 饮用或以之煎药。

沙 糖

沙糖味甘，润肺利中，
多食损齿，湿热生虫。

沙糖即砂糖，味甘，性微温，有润肺、调和脾胃的作用。但多食会损伤牙齿，且甘温能助湿生热、生虫，故不宜过食。

用量用法 10~15克，冲服。

饴 糖

饴糖味甘，和脾润肺，
止渴消痰，中满[1]休食。

饴糖味甘，性温，归脾、胃、肺经。功能补脾益气，用于脾气虚弱者；润肺止咳，治疗咽喉干燥、喉痒咳嗽，又有消痰止嗽之功；润燥生津而能止渴，并可用于便秘。因有助湿壅中之弊，湿阻中满者不宜服。

主治 主治劳倦伤脾，里急腹痛，肺燥咳嗽，吐血，口渴，咽痛，便秘。

用量用法 饴糖又能缓急止痛，宜于脾胃虚寒所致的脘腹疼痛。入汤剂须烊化冲服，每次15~20克。

使用注意 湿热内郁、中满吐逆者禁服。

---

[1]中满：因饮食停滞所致的脘腹胀痛。

麻　油

麻油性冷，善解诸毒，
百病能除，功难悉述。

麻油又称胡麻油、脂麻油、香油，味甘，性凉。长于解毒，外用可解毒生肌，治疗疮肿、溃疡、疥癣、皮肤皲裂，内服对于解热毒、食毒、虫毒均有一定疗效。因其甘润滑利，能够润肠通便，治疗肠燥便秘，并能催生利产用于胞衣不下。应用广泛，难以尽述。

用量用法　内服生用或熬熟，外用涂搽。

白　果

白果甘苦，喘嗽白浊，
点茶压酒，不可多嚼。

白果味甘、苦、涩，性平，有毒，归肺经。功能敛肺化痰定喘，兼有一定化痰之功，治疗哮喘痰嗽，尤适于喘咳日久痰多者。又能固涩下焦，止带缩尿，治疗带下、白浊、遗精、尿频、遗尿；生食又有解酒的作用。因本品有毒，不可多用，小儿尤其应当注意。

主治　用于痰多喘咳，带下白浊，遗尿尿频。

用量用法　煎服，6~9克，捣碎。外用捣敷或切片涂，可用于肿毒、癣疮。

使用注意　生食有毒。

胡　桃

胡桃肉甘，补肾黑发，
多食生痰，动气之物。

胡桃肉又称核桃仁，味甘，性温，归肾、肺、大肠经。功能补肾，治疗肾精亏虚所致的须发早白；又能温补肾阳，治疗肾阳虚衰所致的腰痛脚弱、小便频数。多食动气生痰，阴虚火旺、痰热咳嗽者不宜服。

主治　用于肾阳不足，腰膝酸软，阳痿遗精，虚寒喘嗽，肠燥便秘。

用量用法　煎服，10~30克。

梨

梨味甘酸，解酒除渴，
止嗽消痰，善驱烦热。

梨味甘、微酸，性凉，归肺、胃经。有解酒的作用，用于酒后烦渴者；功能润肺化痰，对于肺燥咳嗽、痰热喘咳均有较好疗效；清热生津除烦，可用于热病津伤烦渴、消渴等。

用量用法　煎服，15~30克；或生食1~2枚；或捣汁；或蒸服；或熬膏。

榧　实

榧（fěi）实味甘，主疗五痔，
蛊毒三虫，不可多食。

榧实味甘，性平，归胃、大肠经。功能润肠通便，用于肠燥便秘以及痔疮；且甘平而不伤胃，又有杀虫消积之功，可用于蛔虫、钩虫、绦虫、姜片虫等多种肠道寄生虫引起的虫积腹痛。不可过量食用。

用量用法　煎服，9~15克；或炒熟嚼服，一次15克。驱虫宜用大剂量，顿服；治疗便秘、痔疮宜小量常服。

竹 茹

竹茹（rú）止呕，能除寒热，
胃热咳哕，不寐安歇。

竹茹味甘，性微寒，归肺、胃经。功能清胃降逆止呕，为治疗热性呕逆之要药，可用于胃热呕吐、妊娠胎热恶阻；又可用于痰火内扰所致的胸闷痰多、心烦不寐。

主治 用于痰热咳嗽，胆火挟痰，惊悸不宁，心烦失眠，中风痰迷，舌强不语，胃热呕吐，妊娠恶阻，胎动不安。

用量用法 煎服，6~12克。清化热痰多生用，止呕多姜汁炙用。

使用注意 胃寒及伤食之呕吐者忌服。

竹 叶

竹叶味甘，退热安眠，
化痰定喘，止渴消烦。

竹叶味甘、辛、淡，性寒，归心、胃、小肠经。长于清心泻火除烦，并能清胃生津止渴，治疗热病伤津、烦热口渴，以及热病后期，气津两伤而余热未清，心烦不寐。又主胸中痰热，治疗咳逆上气，化痰作用较弱。

主治 用于热病烦渴，小便短赤涩痛，口舌生疮。

用量用法 煎服，6~15克；鲜品15~30克。

使用注意 无实火、湿热者慎用，体虚有寒者禁用。

竹 沥

竹沥（lì）味甘，阴虚痰火，
汗热渴烦，效如开锁。

竹沥味甘，性寒，归心、肺、肝经。性寒滑利，清热豁痰力强，治疗痰热咳喘、痰黄质稠，以及阴虚火旺痰黏难咯者，顽痰胶结者最宜；又能清热除烦，治疗胸中大热烦闷。疗效如开锁般快捷。

主治 主治中风痰迷，肺热痰壅，惊风，癫痫，热病痰多，壮热烦渴，子烦，破伤风。

用量用法 30~50克，冲服，或熬膏服。

使用注意 寒饮湿痰及脾虚便溏者禁服。

莱菔根

莱菔根甘，下气消谷，
痰癖咳嗽，兼解面毒。

莱菔根即莱菔，味辛、甘，性平，归脾、胃、肺、大肠经。功能消食下气，主治消化不良、食积胀满、吞酸、反胃，长于消导面食积滞；化痰止咳，治疗痰热咳嗽、咽喉不利。

用量用法 生食捣汁饮，30~100克；或煎汤、煮食。外用捣敷、捣汁涂，或煎水洗，可治疗疔疮肿疡、损伤瘀肿，烫伤及冻疮。

灯心草

灯草味甘，能利小水，
癃闭成淋，湿肿为最。

灯心草味甘、淡，性微寒，归心、肺、小肠经。功能利尿通淋、清心降火，多与其他利水药同用，治疗小便不利、癃闭、淋沥涩痛、湿盛肿满。

主治　用于心烦失眠，尿少涩痛，口舌生疮。

用量用法　煎服，1~3克。口舌生疮可用灯心炭研末外敷。

使用注意　下焦虚寒、小便不禁者禁服。

艾　叶

艾叶温平，驱邪逐鬼，
漏血安胎，心痛即安。

艾叶味辛、苦，性温，有小毒，归肝、脾、肾经。功能温经止血，适用于多种虚寒性的出血证，尤其适用于崩漏下血；散寒调经，治疗妇科下焦虚寒或寒客胞宫所致的月经不调、痛经；为安胎要药，治疗妊娠胎动不安、胎漏下血证属虚寒者；又可用于寒凝所致的心痛。

主治　用于吐血，衄血，崩漏，月经过多，胎漏下血，少腹冷痛，经寒不调，宫冷不孕；外治皮肤瘙痒。

用量用法　煎服，3~9克。温经止血宜炒炭用，余生用。

使用注意　温经止血宜炒炭用，余宜生用。

绿　豆

绿豆气寒，能解百毒，
止渴除烦，诸热可服。

绿豆味甘，性寒，归心、肝、胃经。能解诸毒，如金石丹火药毒、酒毒、烟毒、煤毒等，可用于砒霜、附子、巴豆中毒不久者，以及食物中毒。又能清暑热、静烦热、润燥热、解毒热，暑热烦渴、感冒发热、痰热哮喘、头痛目赤、口舌生疮、疮疡肿毒诸热证均可服用。

主治　暑热烦渴，感冒发热，霍乱吐泻，痰热哮喘，头痛目赤，口舌生疮，水肿尿少，疮疡痈肿，风疹丹毒，药物及食物中毒，可解附子、巴豆毒。

用量用法　内服煎汤，15~30克，大剂量可用120克，或研末，或生研绞汁。外用研末调敷。

使用注意　绿豆药用不可去皮，脾胃虚寒滑泄者慎用。

川　椒

川椒辛热，祛邪逐寒，
明目杀虫，温而不猛。

以四川产者为佳，故得名，又称蜀椒，味辛，性温，归脾、胃、肾经。功能温中燥湿、散寒止痛、止呕止泻，用于驱除寒邪，治疗寒邪客胃所致的中寒腹痛，脾胃虚寒所致的腹痛、呕吐、不思饮食，以及寒湿吐泻；有明目的作用；又能杀虫止痒，治疗虫积腹痛、湿疹、阴痒。性能温中而不峻烈。

用量用法　内服煎汤，3~6克，或入丸、散。外用煎水洗或含漱，或研末调敷。

胡　椒

胡椒味辛，心腹冷痛，
下气温中，跌仆堪用。

胡椒味辛，性热，归胃、大肠经。功能温中散寒，治疗胃寒脘腹冷痛、呕吐泄泻；下气行滞，宽胸消痰，治疗痰气郁滞、蒙蔽清窍所致的癫痫、突然昏仆、不省人事。

主治　用于胃寒呕吐，腹痛泄泻，食欲不振，癫痫痰多。

用量用法　煎服，2~4克；研末服，每次0.6~1.5克。

使用注意　阴虚有火者忌服。

石　蜜

石蜜甘平，入药炼熟，
益气补中，润燥解毒。

石蜜味甘，性平，归肺、脾、大肠经。入药须先炼熟，能够益气补脾健胃，兼能缓急止痛，适用于脾胃虚弱所致的胃脘挛急疼痛；有润燥之功，用于肠燥便秘、肺燥干咳；并有解毒之效，缓和乌头、附子等毒性药物的药性。

用量用法　冲调内服，9~30克，或入丸剂。外用适量。

马齿苋

马齿苋（xiàn）寒，青盲白翳[1]，利便杀虫，癥痈咸治。

马齿苋味酸，性寒，归肝、大肠经。有清热解毒、凉血止痢、杀虫之功，可用于热毒炽盛引起的视物不清或目生翳障；治疗热毒血痢、产后血痢、大肠湿热之里急后重，是痢疾的常用药；又有清凉消肿之效，内服或外敷可治疗血热毒盛所致的痈肿疮疡、丹毒肿痛。

主治　用于热毒血痢，痈肿疔疮，湿疹，丹毒，蛇虫咬伤，便血，痔血，崩漏下血。

用量用法　煎服，9~15克，鲜品30~60克。外用适量，捣敷患处。

使用注意　凡脾胃虚寒、肠滑作泄者勿用；煎饵方中不得与鳖甲同入。

葱　白

葱白辛温，发表出汗，
伤寒头痛，肿痛皆散。

葱白味辛，性温，归肺、胃经。功能发汗解表，治疗风寒感冒头痛之轻证；又能通阳散结、解毒消肿，外敷可治疗乳房胀痛、乳痈及各种疮痈肿毒。

主治　用于外感风寒，阴寒内盛，格阳于外，脉微，厥逆，腹泻，外敷治疗疮痈疔毒。

用量用法　煎服，3~9克。外用适量。

使用注意　表虚易出汗者慎服。

---

[1] 白翳：中医指眼球角膜病变后留下的瘢痕，能影响视力。

胡荽

胡荽（suī）味辛，上止头痛，
内消谷食，痘疹发生。

胡荽味辛，性温，归肺、胃经。上能解表，发汗力弱，可用于风寒感冒轻证头痛者；外能透疹，内服或煎汤外洗，主治风寒束表，痘疹透发不畅；内能开胃消食，治疗饮食积滞、胃纳不佳。

主治 全草：麻疹不透，感冒无汗；果：消化不良，食欲不振。

用量用法 煎服，3~6克。外用适量。

使用注意 因热毒壅盛而非风寒外来所致的疹出不透者忌食；小儿麻疹已经透发后不能食用；患有癌症、慢性皮肤病和眼病、气虚体弱和有胃及十二指肠溃疡之人不宜多食。

韭

韭味辛温，祛除胃热，
汁清血瘀，子医梦泄。

韭菜味辛，性温，归肾、胃、肺、肝经。功能温中散寒，治疗胃寒腹痛、噎膈反胃；又能温肾助阳，治疗肾虚阳痿。韭汁长于散瘀止血，治疗胃脘瘀血作痛，跌仆损伤瘀血不散积聚，以及吐血、唾血、呕血、衄血、尿血、金疮出血等血证。韭子长于补益肝肾、壮阳固精，主治肾阳亏虚所致的阳痿、腰膝酸软、遗精、尿频、尿浊、带下清稀。

主治 肾虚阳痿，腰膝酸软，遗精，尿频，尿浊，带下清稀，顽固性呃逆。

用量用法 韭菜捣汁内服，60~120克，或煮粥、炒熟、作羹。外用捣敷或煎水熏洗。韭子煎服6~12克，或入丸、散。

使用注意 阴虚火旺者禁服。

大 蒜

大蒜辛温，化肉消谷，
解毒败痈，多用伤目。

大蒜味辛，性温，归脾、胃、肺经。功能健脾温胃、消化肉食谷物，治疗脘腹冷痛、食欲不振、食积不化；外用或内服，均有解毒、杀虫、消肿的作用，用于痈肿疔毒、疥癣。多用伤目，肝热目疾及阴虚火旺、口舌诸患均不宜用。

主治 用于痈肿疮疡，疥癣，肺痨，顿咳，泄泻，痢疾。

用量用法 内服5~10克，或生食，或制成糖浆服。外用适量，捣敷、切片擦。此外，隔蒜灸是间接灸的一种常用灸法。

使用注意 阴虚火旺及慢性胃炎溃疡患者慎用。外用能引起皮肤发红，灼热，起泡，故不宜敷之过久。皮肤过敏者慎用。

食 盐

食盐味咸，能吐中痰，
心腹卒痛，过多损颜。

食盐味咸，性寒，归胃、肾、大肠、小肠经。有涌吐的作用，用于食停上脘、心腹胀痛、胸中痰癖、痰涎壅盛。过多食用使肤色黑，不利养颜。

用量用法　内服沸汤溶化，0.9~3克；作催吐用9~18克，宜炒黄。外用炒热熨敷，或水化点眼、漱口、洗疮。

茶

茶茗性苦，热渴能济，
上清头目，下消食气。

茶叶味苦、甘，性凉，归心、肺、胃、肾经。功能清热除烦，治疗热证心烦口渴；上能清利头目，治疗头痛、目昏、目赤、多睡善寐、风热感冒；下能消食化痰，治疗食积、口臭、痰喘、癫痫。

用量用法　内服煎汤，3~10克，或入丸、散。外用研末调敷或鲜品捣敷。

酒

酒通血脉，消愁遣兴，
少饮壮神，过多损命。

酒味甘、苦、辛，性温，有毒，归心、肝、肺、胃经。功能温通血脉，主治风寒痹痛、筋脉挛急、胸痹心痛、脘腹冷痛。少饮可和血行气、壮神御寒、怡情消愁；多饮则伤神耗血、损胃亡精、生痰动火，伤身殒命。

用量用法　内服适量，温饮；或与药同煎；或浸药，多用于风寒湿痹。

醋

醋消肿毒，积瘕可去，
产后金疮，血晕皆治。

醋味酸、甘，性温，归肝、胃经。功能散瘀消积，治疗癥瘕积聚、吐血、衄血、便血、金疮出血；用铁器烧红淬醋中熏鼻，可治疗产后血晕。

用量用法　内服煎汤，10~30毫升，或浸渍，或拌制。外用含漱，或调药敷，或熏蒸，或浸洗。

淡豆豉

淡豆豉寒,能除懊侬(nǎo)[1],
伤寒头痛,兼理瘴气。

淡豆豉味苦、辛,性凉,归肺、胃经。功能散邪除烦,治疗外感热病、邪热郁于胸中所致的心中懊侬、烦热不眠;发汗解表,疏散表邪之力颇为平稳,风寒、风热表证及温病初起均可配伍使用。此外,还兼有清除瘴气恶毒的作用。

主治 用于感冒,寒热头痛,烦躁胸闷,虚烦不眠。

用量用法 煎服,6~12克。

使用注意 无特别禁忌。

莲　子

莲子味甘,健脾理胃,
止泻涩精,清心养气。

莲子味甘、涩,性平,归脾、肾、心经。功能补益脾胃之气,又能涩肠止泻,治疗脾虚泄泻、食欲不振;有固涩之功,能益肾固精以治疗遗精、滑精,益气健脾以治疗脾虚或脾肾两虚所致的带下清稀量多;又能养心血、益肾气,交通心肾,治疗心肾不交所致的虚烦、心悸、失眠。

主治 用于脾虚泄泻,带下,遗精,心悸失眠。

用量用法 煎服,9~15克。去心打碎用。

使用注意 中满痞胀及大便燥结者忌用。

大　枣

大枣味甘,调和百药,
益气养脾,中满休嚼。

大枣味甘,性温,归脾、胃、心经。功能补中益气、养血安神,适用于脾气虚弱所致的倦怠乏力、便溏、消瘦、面色无华,以及心神失养所致的脏躁、失眠,如治疗脏躁的甘麦大枣汤(甘草、小麦、大枣)。

主治 用于脾虚食少,乏力便溏,妇人脏躁。

用量用法 擘破煎服,6~15克。

使用注意 凡湿盛、痰凝、食滞、虫积及齿病者,慎服或禁服。

人　乳

人乳味甘,补阴益阳,
悦颜明目,赢劣[2]仙方。

人乳味甘、咸,性平,归心、肺、胃经。功能滋阴养血、补益元气、润燥止渴,主治虚劳羸瘦、精神衰乏、阴虚劳嗽、骨蒸盗汗、血虚经闭、大便燥结、噎膈等证;主补五脏,化气生肌而悦颜色,使皮肤润泽;点眼有明目之效,治疗目赤昏暗。是治疗虚羸的补养良药。

用量用法 内服,新鲜乳汁趁热服。外用点眼。

---

[1] 懊侬:懊恼,烦恼。

[2] 赢劣:瘦弱、疲弱的意思。

童 便

童便味凉，打扑瘀血，
虚劳骨蒸，热嗽尤捷。

童便味咸，性凉，归肺、肝、肾经。功能止血消瘀，治疗跌打损伤、血瘀疼痛，以及劳伤咳血、吐血、衄血、产后血瘀等；滋阴降火，用于虚劳发热、骨蒸潮热；治疗肺热咳嗽咳血者尤为适宜。

用量用法 取新鲜者温饮1~2杯，或和入汤药内服。

生 姜

生姜性温，通畅神明，
痰嗽呕吐，开胃极灵。

生姜味辛，性温，归肺、脾、胃经。功能温肺散寒、化痰止咳，治疗肺寒咳嗽；温胃止呕，治疗胃寒呕吐，有"呕家圣药"之称，随证配伍可治疗多种呕吐；祛寒开胃，治疗脾胃虚寒、食欲不振。

主治 用于风寒感冒，胃寒呕吐，寒痰咳嗽，鱼蟹中毒。

用量用法 煎服，3~9克，或捣汁服。

使用注意 阴虚内热者忌用。

附　录

药性歌括四百味原文

诸药之性，各有奇功，温凉寒热，补泻宣通。

君臣佐使，运用于衷，相反畏恶，立见吉凶。

人参味甘，大补元气，止渴生津，调营养卫。

黄芪性温，收汗固表，托疮生肌，气虚莫少。

白术甘温，健脾强胃，止泻除湿，兼祛痰痞。

茯苓味淡，渗湿利窍，白化痰涎，赤通水道。

甘草甘温，调和诸药，炙则温中，生则泻火。

当归甘温，生血补心，扶虚益损，逐瘀生新。

白芍酸寒，能收能补，泻痢腹痛，虚寒勿与。

赤芍酸寒，能泻能散，破血通经，产后勿犯。

生地微寒，能消湿热，骨蒸烦劳，兼消破血。

熟地微温，滋肾补血，益髓填精，乌须黑发。

麦门甘寒，解渴祛烦，补心清肺，虚热自安。

天门甘寒，肺痿肺痈，消痰止嗽，喘热有功。

黄连味苦，泻心除痞，清热明眸，厚肠止痢。

黄芩苦寒，枯泻肺火，子清大肠，湿热皆可。

黄柏苦寒，降火滋阴，骨蒸湿热，下血堪任。

栀子性寒，解郁除烦，吐衄胃热，火降小便。

连翘苦寒，能消痈毒，气聚血凝，湿热堪通。

石膏大寒，能泻胃火，发渴头痛，解肌立妥。

滑石沉寒，滑能利窍，解渴除烦，湿热可疗。

贝母微寒，止嗽化痰，肺痈肺痿，开郁除烦。

大黄苦寒，实热积聚，蠲痰润燥，疏通便闭。

柴胡味苦，能泻肝火，寒热往来，疟疾均可。

前胡微寒，宁嗽化痰，寒热头痛，痞闷能安。

升麻性寒，清胃解毒，升提下陷，牙痛可逐。

桔梗味苦，疗咽肿痛，载药上升，开胸利壅。

紫苏叶辛，风寒发表，梗下诸气，消除胀满。

麻黄味辛，解表出汗，身热头痛，风寒发散。

葛根味苦，祛风发散，温疟往来，止渴解酒。

薄荷味辛，最清头目，祛风化痰，骨蒸宜服。

防风甘温，能除头晕，骨节痹疼，诸风口噤。

荆芥味辛，能清头目，表汗祛风，治疮消瘀。

细辛辛温，少阴头痛，利窍通关，风湿皆用。

羌活微温，祛风除湿，身痛头痛，舒筋活络。

独活甘苦，颈项难舒，两足湿痹，诸风能除。

知母味苦，热渴能除，骨蒸有汗，痰咳皆舒。

白芷辛温，阳明头痛，风热瘙痒，排脓通用。

藁本气温，除头巅顶，寒湿可祛，风邪可屏。

香附味甘，快气开郁，止痛调经，更消宿食。

乌药辛温，心腹胀痛，小便滑数，顺气通用。

枳实味苦，消食除痞，破积化痰，冲墙倒壁。

枳壳微温，快气宽肠，胸中气结，胀满堪尝。

白蔻辛温，能祛瘴翳，益气调元，止呕和胃。

青皮苦温，能攻气滞，削坚平肝，安胃下食。

陈皮甘温，顺气宽膈，留白和胃，消痰去白。

苍术甘温，健脾燥湿，发汗宽中，更祛瘴疫。

厚朴苦温，消胀泄满，痰气下利，其功不缓。

南星性热，能治风痰，破伤强直，风搐自安。

半夏味辛，健脾燥湿，痰厥头痛，嗽呕堪入。

藿香性温，能止呕吐，发散风寒，霍乱为主。

槟榔味辛，破气杀虫，祛痰逐水，专除后重。

腹皮微温，能下膈气，安胃健脾，浮肿消去。

香薷味辛，伤暑便涩，霍乱水肿，除烦解热。

猪苓味淡，利水通淋，消肿除湿，多服损肾。

扁豆微凉，转筋吐泻，下气和中，酒毒能化。

泽泻苦寒，消肿止渴，除湿通淋，阴汗自遏。

木通性寒，小肠热闭，利窍通经，最能导滞。

车前子寒，溺涩眼赤，小便能通，大便能实。

地骨皮寒，解肌退热，有汗骨蒸，强阴凉血。

木瓜味酸，湿肿脚气，霍乱转筋，足膝无力。

威灵苦温，腰膝冷痛，消痰痃癖，风湿皆用。

牡丹苦寒，破血通经，血分有热，无汗骨蒸。

玄参苦寒，清无根火，消肿骨蒸，补肾亦可。

沙参味苦，消肿排脓，补肝益肺，退热除风。

丹参味苦，破积调经，生新去恶，祛除带崩。

苦参味苦，痈肿疮疥，下血肠风，眉脱赤癞。

龙胆苦寒，疗眼赤痛，下焦湿肿，肝经热烦。

五加皮寒，祛痛风痹，健步坚筋，益精止沥。

防己气寒，风湿脚痛，热积膀胱，消痈散肿。

地榆沉寒，血热堪用，血痢带崩，金疮止痛。

茯神补气，善镇惊悸，恍惚健忘，兼除怒恚。

远志气温，能驱惊悸，安神镇心，令人多记。

酸枣味酸，敛汗驱烦，多眠用生，不眠用炒。

菖蒲性温，开心利窍，去痹除风，出声至妙。

柏子味甘，补心益气，敛汗扶阳，更疗惊悸。

益智辛温，安神益气，遗溺遗精，呕逆皆治。

甘松味香，善除恶气，治体香肌，心腹痛已。

小茴性温，能除疝气，腹痛腰疼，调中暖胃。

大茴味辛，疝气脚气，肿痛膀胱，止呕开胃。

干姜味辛，表解风寒，炮苦逐冷，虚热尤堪。

附子辛热，性走不守，四肢厥冷，回阳功有。

川乌大热，搜风入骨，湿痹寒痛，破积之物。

木香微温，散滞和胃，诸风能调，行肝泻肺。

沉香降气，暖胃追邪，通天彻地，卫气为佳。

丁香辛热，能除寒呕，心腹疼痛，温胃可晓。

砂仁性温，养胃进食，止痛安胎，通经破滞。

荜澄茄辛，除胀化食，消痰止哕，能逐邪气。

肉桂辛热，善通血脉，腹痛虚寒，温补可得。

桂枝小梗，横行手臂，止汗舒筋，治手足痹。

吴萸辛热，能调疝气，脐腹寒痛，酸水能治。

延胡气温，心腹卒痛，通经活血，跌仆血崩。

薏苡味甘，专除湿痹，筋节拘挛，肺痈肺痿。

肉蔻辛温，脾胃虚冷，泻痢不休，功可立等。

草蔻辛温，治寒犯胃，作痛吐呕，不食能食。

诃子味苦，涩肠止利，痰嗽喘急，降火敛肺。

草果味辛，消食除胀，截疟逐痰，解瘟辟瘴。

常山苦寒，截疟除痰，解伤寒热，水胀能宽。

良姜性热，下气温中，转筋霍乱，酒食能攻。

山楂味甘，磨消肉食，疗疝催疮，消膨健胃。

神曲味甘，开胃进食，破结逐痰，调中下气。

麦芽甘温，能消宿食，心腹膨胀，行血散滞。

苏子味辛，驱痰降气，止咳定喘，更润心肺。

白芥子辛，专化胁痰，疟蒸痞块，服之能安。

甘遂苦寒，破癥消痰，面浮蛊胀，利水能安。

大戟甘寒，消水利便，腹胀癥坚，其功瞑眩。

芫花寒苦，能消胀蛊，利水泻湿，止咳痰吐。

商陆辛甘，赤白各异，赤者消风，白利水气。

海藻咸寒，消瘿散疬，除胀破癥，利水通闭。

牵牛苦寒，利水消肿，蛊胀痃癖，散滞除壅。

葶苈辛苦，利水消肿，痰咳癥瘕，治喘肺痈。

瞿麦辛寒，专治淋病，且能堕胎，通经立应。

三棱味苦，利血消癖，气滞作痛，虚者当忌。

五灵味甘，血痢腹痛，止血用炒，行血用生。

莪术温苦，善破痃癖，止痛消瘀，通经最宜。

干漆辛温，通经破瘕，追积杀虫，效如奔马。

蒲黄味甘，逐瘀止崩，补血须炒，破血用生。

苏木甘咸，能行积血，产后月经，兼医扑跌。

桃仁甘寒，能润大肠，通经破瘀，血瘕堪尝。

姜黄味辛，消痈破血，心腹结痛，下气最捷。

郁金味苦，破血生肌，血淋溺血，郁结能舒。

金银花甘，疗痈无对，末成则散，已成则溃。

漏芦性温，祛恶疮毒，补血排脓，生肌长肉。

蒺藜味苦，疗疮瘙痒，白癜头疮，翳除目朗。

白及味苦，功专收敛，肿毒疮疡，外科最善。

蛇床辛苦，下气温中，恶疮疥癞，逐瘀祛风。

天麻味辛，能驱头眩，小儿惊痫，拘挛瘫痪。

白附辛温，治面百病，血痹风疮，中风痰症。

全蝎味辛，祛风痰毒，口眼喎斜，风痫发搐。

蝉蜕甘平，消风定惊，杀疳除热，退翳侵睛。

僵蚕味咸，诸风惊痫，湿痰喉痹，疮毒瘢痕。

蜈蚣味辛，蛇虺恶毒，止痉除邪，堕胎逐瘀。

木鳖甘寒，能追疮毒，乳痈腰痛，消肿最速。

蜂房咸苦，惊痫瘛疭，牙痛肿毒，瘰疬肺痈。

花蛇温毒，瘫痪喎斜，大风疥癞，诸毒称佳。

蛇蜕辟恶，能除翳膜，肠痔蛊毒，惊痫搐搦。

槐花味苦，痔漏肠风，大肠热痢，更杀蛔虫。

鼠粘子辛，能除疮毒，瘾疹风热，咽痛可逐。

茵陈味苦，退疸除黄，泻湿利水，清热为凉。

红花辛温，最消瘀热，多则通经，少则养血。

蔓荆子苦，头痛能医，拘挛湿痹，泪眼可除。

兜铃苦寒，能熏痔漏，定喘消痰，肺热久嗽。

百合味甘，安心定胆，止嗽消浮，痈疽可啖。

秦艽微寒，除湿荣筋，肢节风痛，下血骨蒸。

紫菀苦辛，痰喘咳逆，肺痈吐脓，寒热并济。

款花甘温，理肺消痰，肺痈喘咳，补劳除烦。

金沸草寒，消痰止嗽，明目祛风，逐水尤妙。

桑皮甘辛，止嗽定喘，泻肺火邪，其功不少。

杏仁温苦，风寒喘嗽，大肠气闭，便难切要。

乌梅酸温，收敛肺气，止渴生津，能安泻痢。

天花粉寒，止渴祛烦，排脓消毒，善除热利。

瓜蒌仁寒，宁嗽化痰，伤寒结胸，解渴止烦。

密蒙花甘，主能明目，虚翳青盲，服之效速。

菊花味甘，除热祛风，头晕目赤，收泪殊功。

木贼味甘，益肝退翳，能止月经，更消积聚。

决明子甘，能祛肝热，目痛收泪，仍止鼻血。

犀角酸寒，化毒辟邪，解热止血，消肿毒蛇。

羚羊角寒，明目清肝，却惊解毒，神志能安。

龟甲味甘，滋阴补肾，逐瘀续筋，更医颅囟。

鳖甲酸平，劳嗽骨蒸，散瘀消肿，去痞除崩。

海蛤味咸，清热化痰，胸痛水肿，坚软结散。

桑上寄生，风湿腰痛，安胎止崩，疮疡亦用。

火麻味甘，下乳催生，润肠通结，小水能行。

山豆根苦，疗咽肿痛，敷蛇虫伤，可救急用。

益母草甘，女科为主，产后胎前，生新去瘀。

紫草苦寒，能通九窍，利水消膨，痘疹最要。

紫葳味酸，调经止痛，崩中带下，癥瘕通用。

地肤子寒，去膀胱热，皮肤瘙痒，除热甚捷。

楝根性寒，能追诸虫，疼痛立止，积聚立通。

樗根味苦，泻痢带崩，肠风痔漏，燥湿涩精。

泽兰甘苦，痈肿能消，打扑伤损，肢体虚浮。

牙皂味辛，通关利窍，敷肿痛消，吐风痰妙。

芜荑味辛，驱邪杀虫，痔瘿癣疥，化食除风。

雷丸味苦，善杀诸虫，癫痫蛊毒，治儿有功。

胡麻仁甘，疗肿恶疮，熟补虚损，筋壮力强。

苍耳子苦，疥癣细疮，驱风湿痹，瘙痒堪尝。

蕤仁味甘，风肿烂弦，热胀胬肉，眼泪立痊。

青葙子苦，肝脏热毒，暴发赤障，青盲可服。

谷精草辛，牙齿风痛，口疮咽痹，眼翳通用。

白薇大寒，疗风治疟，人事不知，鬼邪堪却。

白蔹微寒，儿疟惊痫，女阴肿痛，痈疔可啖。

青蒿气寒，童便熬膏，虚汗盗汗，除骨蒸劳。

茅根味甘，通关逐瘀，止吐衄血，客热可去。

大小蓟苦，消肿破血，吐衄咯唾，崩漏可啜。

枇杷叶苦，偏理肺脏，吐哕不止，解酒清上。

木律大寒，口齿圣药，瘰疬能治，心烦可却。

射干味苦，逐瘀通经，喉痹口臭，痈毒堪凭。

鬼箭羽苦，通经堕胎，杀虫祛结，驱邪除怪。

夏枯草苦，瘰疬瘿瘤，破癥散结，湿痹能瘳。

卷柏味苦，癥瘕血闭，风眩痿躄，更驱鬼疰。

马鞭味甘，破血通经，癥瘕痞块，服之最灵。

鹤虱味苦，杀虫追毒，心腹卒痛，蛔虫堪逐。

白头翁温，散癥逐血，瘿疬疮疝，止痛百节。

旱莲草甘，生须黑发，赤痢可止，血流可截。

慈菇辛苦，疗肿痈疽，恶疮瘾疹，蛇虺并施。

榆皮味甘，通水除淋，能利关节，敷肿痛定。

钩藤微寒，疗儿惊痫，手足瘛疭，抽搐口眼。

豨莶味甘，追风除湿，聪耳明目，乌须黑发。

葵花味甘，带痢两功，赤治赤者，白治白同。

辛夷味辛，鼻塞流涕，香臭不闻，通窍之剂。

续随子辛，恶疮蛊毒，通经消积，不可过服。

海桐皮苦，霍乱久痢，疳疥瘑癣，牙痛亦治。

石楠藤辛，肾衰脚弱，风淫湿痹，堪为妙药。

鬼臼有毒，辟瘟除恶，虫毒鬼疰，风邪可却。

大青气寒，伤寒热毒，黄汗黄疸，时疫宜服。

侧柏叶苦，吐衄崩痢，能生须眉，除湿之剂。

槐实味苦，阴疮湿痒，五痔肿痛，止涎极莽。

瓦楞子咸，妇人血块，男子痰癖，癥瘕可瘥。

棕榈子苦，禁泄涩痢，带下崩中，肠风堪治。

冬葵子寒，滑胎易产，癃利小便，善通乳难。

淫羊藿辛，阴起阳兴，坚筋益骨，志强力增。

松脂味甘，滋阴补阳，驱风安脏，膏可贴疮。

覆盆子甘，肾损精竭，黑须明眸，补虚续绝。

合欢味甘，利人心志，安脏明目，快乐无虑。

金樱子甘，梦遗精滑，禁止遗尿，寸白虫杀。

楮实味甘，壮筋明目，益气补虚，阴痿当服。

郁李仁酸，破血润燥，消肿利便，关格通导。

没食子苦，益血生精，染发最妙，禁痢极灵。

空青气寒，治眼通灵，青盲赤肿，去暗回明。

密陀僧咸，止痢医痔，能除白癜，诸疮可治。

伏龙肝温，治疫安胎，吐血咳逆，心烦妙哉。

石灰味辛，性烈有毒，辟虫立死，堕胎极速。

穿山甲毒，痔癖恶疮，吹奶肿痛，鬼魅潜藏。

蚯蚓气寒，伤寒瘟病，大热狂言，投之立应。

蜘蛛气寒，狐疝偏痛，蛇虺咬涂，疔肿敷用。

蟾蜍气凉，杀疳蚀癖，瘟疫能治，疮毒可祛。

刺猬皮苦，主医五痔，阴肿疝痛，能开胃气。

蛤蚧味咸，肺痿血咯，传尸劳疰，邪魅可却。

蝼蛄味咸，治十水肿，上下左右，效不旋踵。

蜗牛味咸，口眼㖞僻，惊痫拘挛，脱肛咸治。

桑螵蛸咸，淋浊精泄，除疝腰痛，虚损莫缺。

田螺性冷，利大小便，消肿除热，醒酒立见。

象牙气平，杂物刺喉，能通小便，诸疮可瘳。

水蛭味咸，除积瘀坚，通经堕胎，折伤可痊。

贝子味咸，解肌散结，利水消肿，目翳清洁。

蛤蜊肉冷，能止消渴，酒毒堪除，开胃顿豁。

海粉味咸，大治顽痰，妇人白带，咸能软坚。

石蟹味咸，点睛肿翳，解蛊肿毒，催生落地。

海螵蛸咸，漏下赤白，癥瘕疝气，阴肿可得。

无名异甘，金疮折损，去瘀止痛，生肌有准。

青礞石寒，硝煅金色，坠痰消食，疗效莫测。

磁石味咸，专杀铁毒，若误吞针，系线即出。

花蕊石寒，善止诸血，金疮血流，产后血涌。

代赭石寒，下胎崩带，儿疳泻痢，惊痫鬼怪。

黑铅味甘，止呕反胃，鬼痊瘿瘤，安神定志。

银屑味辛，谵语恍惚，定志养神，镇心明目。

金屑味甘，善安魂魄，癫狂惊痫，调和血脉。

狗脊味甘，酒蒸入剂，腰背膝痛，风寒湿痹。

骨碎补温，折伤骨节，风血积痛，最能破血。

茜草味苦，蛊毒吐血，经带崩漏，损伤虚热。

预知子贵，缀衣领中，遇毒声作，诛蛊杀虫。

王不留行，调经催产，除风痹痉，乳痈当啖。

狼毒味辛，破积瘕癥，恶疮鼠瘘，杀毒鬼精。

藜芦味辛，最能发吐，肠澼泻痢，杀虫消蛊。

蓖麻子辛，吸出滞物，涂顶肠收，涂足胎出。

荜茇味辛，温中下气，疝癖阴疝，霍乱泻痢。

百部味甘，骨蒸劳瘵，杀疳蛔虫，久嗽功大。

京墨味辛，吐衄下血，产后崩中，止血甚捷。

黄荆子苦，善治咳逆，骨节寒热，能下肺气。

女贞实苦，黑发乌须，强筋壮力，去风补虚。

瓜蒂苦寒，善能吐痰，消身肿胀，并治黄疸。

粟壳性涩，泄利嗽怯，劫病如神，杀人如剑。

巴豆辛热，除胃寒积，破癥消痰，大能通利。

夜明砂粪，能下死胎，小儿无辜，瘰疬堪裁。

斑蝥有毒，破血通经，诸疮瘰疬，水道能行。

蚕沙性温，湿痹瘾疹，瘫风肠鸣，消渴可饮。

胡黄连苦，治劳骨蒸，小儿疳痢，盗汗虚惊。

使君甘温，消疳消浊，泻痢诸虫，总能除却。

赤石脂温，保固肠胃，溃疡生肌，涩精泻痢。

青黛咸寒，能平肝木，惊痫疳痢，兼除热毒。

阿胶甘温，止咳脓血，吐血胎崩，虚羸可啜。

白矾味酸，化痰解毒，治症多能，难以尽述。

五倍子酸，疗齿疳墨，痔痈疮脓，兼除风热。

玄明粉辛，能蠲宿垢，化积消痰，诸热可疗。

通草味甘，善治膀胱，消痈散肿，能医乳房。

枸杞甘平，添精补髓，明目祛风，阴兴阳起。

黄精味甘，能安脏腑，五劳七伤，此药大补。

何首乌甘，添精种子，黑发悦颜，强身延纪。

五味酸温，生津止渴，久嗽虚劳，肺肾枯竭。

山茱性温，涩精益髓，肾虚耳鸣，腰膝痛止。

石斛味甘，却惊定志，壮骨补虚，善驱冷痹。

破故纸温，腰膝酸痛，兴阳固精，盐酒炒用。

薯蓣甘温，理脾止泻，益肾补中，诸虚可治。

苁蓉味甘，峻补精血，若骤用之，更动便滑。

菟丝甘平，梦遗滑精，腰痛膝冷，添髓壮筋。

牛膝味苦，除湿痹痿，腰膝酸痛，小便淋沥。

巴戟辛甘，大补虚损，精滑梦遗，强筋固本。

仙茅味辛，腰足挛痹，虚损劳伤，阳道兴起。

牡蛎微寒，涩精止汗，带崩胁痛，老痰祛散。

楝子苦寒，膀胱疝气，中湿伤寒，利水之利。

萆薢甘苦，风寒湿痹，腰背冷痛，添精益气。

续断味辛，接骨续筋，跌仆折损，且固遗精。

龙骨味甘，梦遗精泄，崩带肠痈，惊痫风热。

人之头发，补阴甚捷，吐衄血晕，风惊痫热。

天灵盖咸，传尸劳瘵，温疟血崩，投之立瘥。

雀卵气温，善扶阳痿，可致壮强，当能固闭。

鹿茸甘温，益气滋阴，泄精尿血，崩带堪任。

鹿角胶温，吐衄虚羸，跌仆伤损，崩带安胎。

腽肭脐热，补益元阳，驱邪辟鬼，痃癖劳伤。

紫河车甘，疗诸虚损，劳瘵骨蒸，滋培根本。

枫香味辛，外科要药，瘰疮瘾疹，齿痛亦可。

檀香味辛，升胃进食，霍乱腹痛，中恶鬼气。

安息香辛，辟邪驱恶，逐鬼消蛊，鬼胎能落。

苏合香甘，诛恶杀鬼，蛊毒痫痓，梦魇能起。

熊胆味苦，热蒸黄疸，恶疮虫痔，五疳惊痫。

硇砂有毒，溃痈烂肉，除翳生肌，破癥消毒。

硼砂味辛，疗喉肿痛，膈上热痰，嗌化立中。

朱砂味甘，镇心养神，祛邪杀鬼，定魄安魂。

硫黄性热，扫除疥疮，壮阳逐冷，寒邪难当。

龙脑味辛，目痛头痹，狂躁妄语，真为良剂。

芦荟气寒，杀虫消疳，癫痫惊搐，服之即安。

天竺黄甘，急慢惊风，镇心解热，驱邪有功。

麝香辛温，善通关窍，伐鬼安惊，解毒甚妙。

乳香辛苦，疗诸恶疮，生肌主痛，心腹尤良。

没药温平，治疮止痛，跌打损伤，破血通用。

阿魏性温，除癥破结，却鬼杀虫，传尸可灭。

水银性寒，治疥杀虫，断绝胎孕，催生立通。

轻粉性燥，外科要药，杨梅诸毒，杀虫可托。

灵砂性温，能通血脉，杀鬼辟邪，安魂定魄。

砒霜大毒，风痰可吐，截疟除哮，能消沉痼。

雄黄甘辛，辟邪解毒，更治蛇虺，喉风瘜肉。

珍珠气寒，镇惊除痫，开聋磨翳，止渴坠痰。

牛黄味苦，大治风痰，定魄安魂，惊痫灵丹。

琥珀味甘，安魂定魄，破瘀消癥，利水通淋。

血竭味咸，跌仆伤损，恶毒疮痈，破血有准。

石钟乳甘，气乃慓悍，益气固精，明目延寿。

阳起石甘，肾气乏绝，阴痿不起，其效甚捷。

桑椹子甘，解金石燥，清除热渴，染须发皓。

蒲公英苦，溃坚消肿，结核能除，食毒堪用。

石韦味苦，通利膀胱，遗尿或淋，发背疮疡。

萹蓄味苦，疥瘙疸痔，小儿蛔虫，女人阴蚀。

赤箭味苦，原号定风，杀鬼蛊毒，除疝疗痈。

鸡内金寒，溺遗精泄，禁利漏崩，更除烦热。

鳗鲡鱼甘，劳瘵杀虫，痔漏疮疹，崩疾有功。

螃蟹味咸，散血解结，益气养精，除胸烦热。

马肉味辛，堪强腰脊。自死老死，并弃勿食。

白鸽肉平，解诸药毒，能除疥疮，味胜猪肉。

兔肉味辛，补中益气，止渴健脾，孕妇勿食。

牛肉属土，补脾胃弱，乳养虚羸，善滋血涸。

猪肉味甘，量食补虚，动风痰物，多食虚肥。

羊肉味甘，专补虚羸，开胃补肾，不致阳痿。

雄鸡味甘，动风助火，补虚温中，血漏亦可。

鸭肉散寒，补虚劳怯，消水肿胀，退惊痫热。

鲤鱼味甘，消水肿满，下气安胎，其功不缓。

鲫鱼味甘，和中补虚，理胃进食，肠澼泻痢。

驴肉微寒，安心解烦，能发痼疾，以动风淫。

鳝鱼味甘，益气补中，能去狐臭，善散湿风。

白鹅肉甘，大补脏腑，最发疮毒，痼疾勿与。

犬肉性温，益气壮阳，炙食作渴，阴虚禁尝。

鳖肉性冷，凉血补阴，癥瘕勿食，孕妇勿侵。

芡实味甘，能益精气，腰膝酸痛，皆主湿痹。

石莲子苦，疗噤口痢，白浊遗精，清心良剂。

藕味甘甜，解酒清热，消烦逐瘀，止吐衄血。

龙眼味甘，归脾益智，健忘怔忡，聪明广记。

莲须味甘，益肾乌须，涩精固髓，悦颜补虚。

柿子气寒，能润心肺，止渴化痰，涩肠止痢。

石榴皮酸，能禁精漏，止痢涩肠，染须尤妙。

陈仓谷米，调和脾胃，解渴除烦，能止泻痢。

莱菔子辛，喘咳下气，倒壁冲墙，胀满消去。

芥菜味辛，除邪通鼻，能利九窍，多食通气。

浆水味酸，酷热当茶，除烦消食，泻痢堪夸。

沙糖味甘，润肺利中，多食损齿，湿热生虫。

饴糖味甘，和脾润肺，止渴消痰，中满休食。

麻油性冷，善解诸毒，百病能除，功难悉述。

白果甘苦，喘嗽白浊，点茶压酒，不可多嚼。

胡桃肉甘，补肾黑发，多食生痰，动气之物。

梨味甘酸，解酒除渴，止嗽消痰，善驱烦热。

榧实味甘，主疗五痔，蛊毒三虫，不可多食。

竹茹止呕，能除寒热，胃热咳哕，不寐安歇。

竹叶味甘，退热安眠，化痰定喘，止渴消烦。

竹沥味甘，阴虚痰火，汗热渴烦，效如开锁。

莱菔根甘，下气消谷，痰癖咳嗽，兼解面毒。

灯草味甘，能利小水，癃闭成淋，湿肿为最。

艾叶温平，驱邪逐鬼，漏血安胎，心痛即安。

绿豆气寒，能解百毒，止渴除烦，诸热可服。

川椒辛热，祛邪逐寒，明目杀虫，温而不猛。

胡椒味辛，心腹冷痛，下气温中，跌仆堪用。

石蜜甘平，入药炼熟，益气补中，润燥解毒。

马齿苋寒，青盲白翳，利便杀虫，癥痈咸治。

葱白辛温，发表出汗，伤寒头痛，肿痛皆散。

胡荽味辛，上止头痛，内消谷食，痘疹发生。

韭味辛温，祛除胃热，汁清血瘀，子医梦泄。

大蒜辛温，化肉消谷，解毒败痈，多用伤目。

食盐味咸，能吐中痰，心腹卒痛，过多损颜。

茶茗性苦，热渴能济，上清头目，下消食气。

酒通血脉，消愁遣兴，少饮壮神，过多损命。

醋消肿毒，积瘕可去，产后金疮，血晕皆治。

淡豆豉寒，能除懊憹，伤寒头痛，兼理瘴气。

莲子味甘，健脾理胃，止泻涩精，清心养气。

大枣味甘，调和百药，益气养脾，中满休嚼。

人乳味甘，补阴益阳，悦颜明目，羸劣仙方。

童便味凉，打扑瘀血，虚劳骨蒸，热嗽尤捷。

生姜性温，通畅神明，痰嗽呕吐，开胃极灵。

药共四百，精制不同，生熟新久，炮煅炙烘，

汤丸膏散，名起疲癃，合宜而用，乃是良工。

云林歌括，可以训蒙，略陈梗概，以候明公，

理加斫削，济世无穷。

十八反歌

本草明言十八反，半蒌贝蔹及攻乌。

藻戟遂芫俱战草，诸参辛芍叛藜芦。

《儒门事亲》

注：十八反是中药配合禁忌的一类，两种药物同用，发生剧烈的毒性反应或副作用，称为相反。分别为乌头（川乌、附子、草乌）反半夏、瓜蒌（全瓜蒌、瓜蒌皮、瓜蒌仁、天花粉）、贝母（川贝、浙贝）、白蔹、白及；甘草反甘遂、京大戟、海藻、芫花；藜芦反人参、南沙参、丹参、玄参、苦参、细辛、芍药（赤芍、白芍）。

十九畏歌

硫黄原是火中精，朴硝一见便相争。

水银莫与砒霜见，狼毒最怕密陀僧。

巴豆性烈最为上，偏与牵牛不顺情。

丁香莫与郁金见，牙硝难合京三棱。

川乌草乌不顺犀，人参最怕五灵脂。

官桂善能调冷气，若逢石脂便相欺。

大凡修合看顺逆，炮爁炙煿莫相依。

《医经小学》

注：十九畏是中药配伍禁忌的一类，一种药物受到另一种药物的抑制，减低甚至完全失去功效，称相畏。分别为硫黄畏朴硝，水银畏砒霜，狼毒畏密陀僧，巴豆畏牵牛，丁香畏郁金，川乌、草乌畏犀角，牙硝畏三棱，肉桂畏赤石脂，人参畏五灵脂。

药名笔画索引

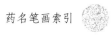

八　画

十　画

十一画